給自己一次機會

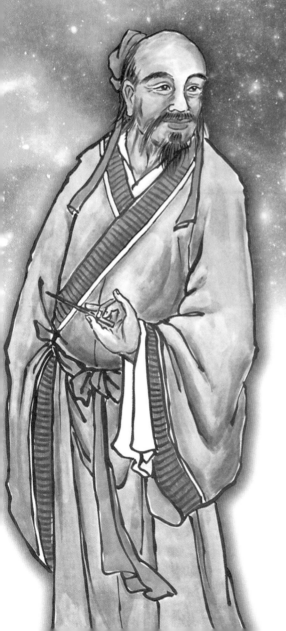

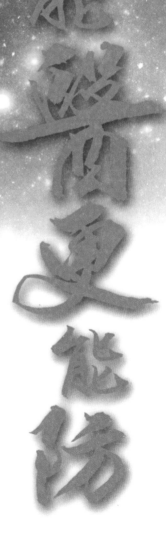

醫能醫病更能防

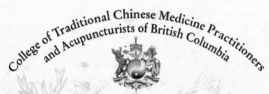

作者加拿大中醫專業執照：政府註冊高級中醫師一頭銜是Doctor醫生。這是西方目前給予中醫的最高榮耀，也僅僅只有加拿大BC省授予。政府發給行醫者有四種執照：針灸師執照一只能做針灸；中藥師執照一只能開中藥處方；中醫師執照一可做針灸及開中藥處方；高級中醫師一可做中醫範疇所有療法。

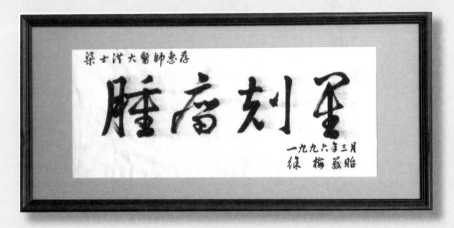

患有子宮瘤的臺灣移民徐女士，經梁醫生採用中醫針灸氣功綜合治療，並經溫哥華及臺北醫院檢查證實腫瘤消失。她特送此區給梁醫師。

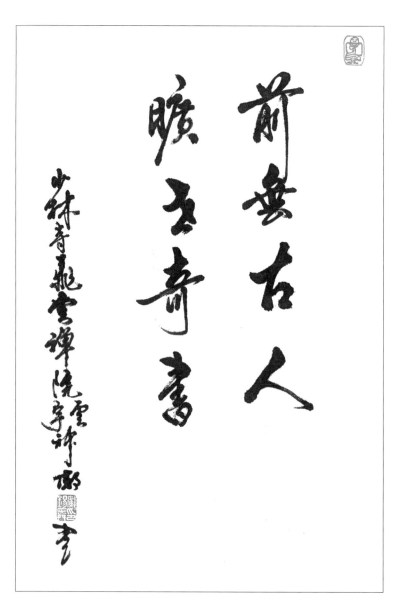

中國南少林寺飛雲禪院雲宇神鄺（錫舜）為贈詞予本書而揮毫。

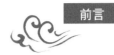

前言—用科學思想及玄學思維來剖析癌症

　　當我仰望天際億萬繁星、冥想浩瀚宇宙之時，我想起了有現代愛因斯坦之稱的英國著名科學家史蒂芬・霍金先生說的話：「我們為何在此？我們從何而來？」科學巨人牛頓在完成力學、光學、數學的舉世發現並確立了經典物理學之後，他窮極半生之力去研究神學，以圖探究這個科學無法圓滿解釋的大千世界。而另一位人類最傑出的科學天才愛因斯坦，則是直接了當的乾脆，他說：「我們只能把宇宙持續展現與動態的本質，理解成來自另一時空的高等智慧指導下所完成的傑作。」也就是說，無須做任何探究，因為冥冥之中皆由另一時空的高等智慧所主導。

　　當我執筆寫這本書時，我更想起了史蒂芬・霍金先生所說的話：「有人告訴我，我放在書中的每一個方程式都會使本書的銷售量減半，為此我決定一個方程式也不用。然而，在最後我確實用了一個方程，即愛因斯坦著名的方程式 $E=mc^2$，我希望這個方程不會嚇跑一半我的潛在讀者。」霍金在書中僅引用了一個方程式，如此看來，霍金把一半讀者給嚇跑了，那麼，我在我的叢書中引用了四個方程式，是霍金的四倍，照此推算，我應把一大半的讀者給嚇跑了！

　　事實上，霍金引用了一個方程式，不但沒有把讀者嚇跑，反而可能吸引了多一倍的讀者去搶購他的書。因此，我並不擔心，反而滿懷信心地認為，正因為我引用了四個時空相對論的科學方程式去"論證"玄學的"玄"，恐怕將會有多四倍的讀者去搶購我的書！

　　霍金先生在他的名著《時間簡史》結尾的一章中說：「我們發現自己是處於使人為難的世界中。我們要為自己在四周所看的一切賦予意義並問道：『什麼是宇宙的性質？我們在它之中的位置如何，以及宇宙和我們從何而來？為何它是這個樣子的？』」顯然，霍金以科學的思維觀並未能找到理想的答案！因此，我試圖在叢書中結合科學的思維觀，通過玄學的思維方法，去尋求一個理想的答案，並力求通過玄學的理論核心陰陽五行論去揭示這個"為難世界"的奧祕，並向世人宣稱：這個看似實在但卻很虛幻的世界，其實還是有它的固有規律，無論是實的世界，還是虛的世界，它都遵循陰陽五行的規律。

　　霍金最後提出了一個難題：「為何宇宙陷入其存在性的錯綜複雜之中？是否統一理論是如此之咄咄逼人，以致於其自身之實現成為不可避免？或者它需要一個造物主？若是這樣，它還有其他的宇宙效應嗎？又是誰創造了造物主？」他說得好極了！假若這個宇宙

是由造物主亦即上帝所創的話，又是誰創造了造物主呢？當你讀過了我的叢書之後，相信你便得到了連霍金也不能找到的答案！這個答案，將在我的叢書裡找到。

我還給古老的陰陽五行戴上了一頂現代的時髦桂冠，稱之為“信息陰陽”及“信息五行”，並給玄學五術之一，古老的中醫學冠以“信息中醫”的頭銜，並力求突破現代科學西醫學的瓶頸，以玄學中醫之法，化解癌症對人類的威脅，以求給人們帶來健康！因為本叢書以玄學思維涉足科學、哲學、醫藥、健康等各個領域，期望通過叢書，能開闊你的視野、敏捷你的思路，為你帶來意想不到的效果！

為了讓我的叢書走入千家萬戶，我將令人費解的科學理論與令人生畏的玄學理論結合到上至白領下至藍領、上至富豪下至貧民所共同關心的切身問題之中，就是把這個與任何人都性命相關的、時時刻刻都會威脅到每一個人的癌症提到我們的議題之中，並讓大眾能用科學之思想及玄學之思維去剖析癌症，以對付這個為難的世界，這就是為什麼我要把《癌能醫更能防》放在科學與玄學叢書之首的原因。

中華文化有五千年光輝燦爛的文明史，我希望通過本書而繼承中華傳統文化，並在這個基礎上結合現代科學，讓老樹開新花，結出各種不同的碩果。也期望本書能給予同行及研究者有啟發，以做拋磚引玉，令該領域得到不斷創新和發展。

面向未來，我們要把這種文化發揚光大。對於這種古老而又跨時空的獨特文化，不但炎黃子孫要瞭解，還應讓世界其他民族也瞭解。這就是我寫這叢書的目的。

在本書的編寫過程中，得到旅居澳洲的著名中醫針灸武術氣功大師梁士豐，以及旅居加拿大的玄學家姜海南的建設性意見，又得到中國南少林寺飛雲禪院雲宇神鄺（錫舜）為本書書名揮毫，並疾書"前無古人　曠世奇書"之贈詞，在此一併感謝！

Contents 目錄

Contents

Contents

第一章

科學與玄學的涵義

第一節　科學的定義

一、科學的定義

　　人類進入了二十一世紀，我們判別一件事物真偽的標準是什麼？從人們最普遍的、最時髦的口頭禪中，我們實際上已得到了公認的答案："毫無科學根據！"、"一點都不科學！"。科學是人們介定真偽的根據和標準，科學是檢驗真理的唯一尺度。在這個科技突飛猛進的世紀裡，人們以科學為榮、以假偽為恥。

　　為了表明正身，為了得到大眾的認同，冠上科學的亮麗頭銜，掛上科學的金漆招牌，貼上科學的護身符，便成了時興之舉。於是乎，太極科學、周易科學、中醫藥科學、甚至命理科學、風水科學……把風水命理描繪成科學的時髦創新理論，隨之應運而生。

　　為何科學有如此魅力，令眾生為之傾倒？以至於連老祖宗的玄學也不得不被有心人披上科學的流行時裝？其實，只要你閉上眼睛，稍微做那麼一丁點的回憶，你便一點兒也不覺得驚奇：當年的你也許還不到六歲，儘管已使出吃奶的力去扇風，但這把大葵扇非但不能止住你額上的汗珠，卻反而令你汗流浹背！時過境遷，電風扇時來運轉，大葵扇被扔進了垃圾箱。也許過不了很久，空調冷氣機橫空出世，電風扇自然要退居雜物房。

科學技術戰勝酷暑給人帶來的煩熱，代之而來的是肌膚舒爽的愜意享受。光是這一點，人類就應拜倒在科學之下，更不用說飛機、電腦……諸如此類的高科技產品令人類的物質生活面貌煥然一新！科學令人類社會繁榮、進步、昌盛。

作為人類，他的最大感觀，就是通過眼睛去接觸這個多姿多彩的世界，"眼見為實！"就是一句最恰當不過的描述！科學正是給人們提供這種實實在在的東西，科學是人類的真知，對於如此真實的東西，你還會不信嗎？你還會懷疑嗎？那麼，什麼叫科學呢？它的定義又如何？

最簡單的定義是：科學就是分科的學問。但是，如果就此定為科學的定義，那就未免太不嚴謹了。所以，必須在它的後面加上若干條件，也就是說，這些學問必須是對實事進行觀察、歸納、假設、實驗、論證後而確立起來的，此其一。這些學問也必須是能真實反映自然、社會、思維等客觀規律的，此其二。如果缺一，則這些學問也不能稱為科學。在這裡，更應該指出的是，科學是一種有系統的學問。

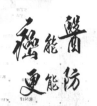

二、科學的思維特質

從科學的定義上看，我們就不難懂得，科學的思維特質是屬於什麼類型了。是一維？二維？三維？還是四維？我們知道，科學是由人創立的，而人的最大特點，是可以思維。說到思維，就必須有對象，科學的對象就是實事，既是實事，就可以看得到、或摸得到、或測得到、或查得到……。這種實實在在的東西只能在由長寬高組成的空間找得到，這個空間叫做立體空間，即所謂的三維空間。科學思維的對象在三維空間之中，所以科學思維的特質屬於三維思維。

形象地說科學思維是立體思維。它的思維對象是立體空間裡面的事物，是實實在在的事物，對於不實在的事物，也就是說，對於那些捉摸不到的，如我們常說的虛無事物，並不在它的思維框架之內。有人反對說，科學思維屬於四維思維，應該加上時間一維。這種觀點是對還是錯的呢？科學思維是否就排除了時間呢？無可否認，科學思維也不排除時間。但我們看到科學的時間卻是即時的時間，是點的時間，是並不成維的時間。

為什麼這樣說呢？首先必須瞭解什麼叫維？維者系也，系者連也。連者必有兩點也，兩點相連必成線也！而聯繫此兩點之線則稱之為維也。所以，只有點而不成線就不能稱為維！科學思維的時間是即時的時間，只是時間的點，請注意，這裡是點而不是線，就是說，還不成維。因此，科學思維只有立體空間三維而已，並不存在時間一維，所以，科學思維是三維思維，而不是四維思維。

為什麼說科學思維的時間是即時時間呢？難道科學在時間思維上就真的沒有過去時和將來時？有人反駁說，科學不也有考古學，並論證某古董是兩千年前的文物嗎？這兩千年前不就是時間的過去時了嗎？不錯，這兩千年前是過去的時間，但科學的思維卻是即時的，也就是說，考古學家用科學的方法對古物進行測定，比如，通過碳十四，便可鑑定古物的年份，就是在這測定的一刻，才確定這古董是兩千年前的文物。

科學的思維並沒有要人回到兩千年前去找所謂證據，而且要的是實據，因為在科學看來，要人回到兩千年前去找所謂證據這種要求是荒唐可笑的！是絕對做不到的。就算我們能夠記住過去，這個過去也是有條件的：是你親身經歷過，或是別人真正經歷過，或是歷史資料記載過，並且得到科學鑑證屬實。

這種記憶是對實事的記憶，但這種記憶作為思維活動卻是即時的，儘管在這一刻所顯示的事物是以影像的形式在你腦海裡出現，但它卻是真實發生過。科學只認同即時且真實的事物，對於過去的歷史事物，也必須在即時證實其真實性，才給予認同。所以，在科學思維的時間語法中不存在過去時。

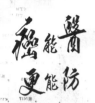

那麼，是否存在將來時呢？何謂將來時？如果把即時時間定為現在時，那麼，未來就是將來時。科學能確實知道將來會發生什麼嗎？哪怕是一秒鐘之後？假如能，那麼，中國唐山大地震就不會死那麼多人！東南亞海嘯的悲劇就不會發生，美國九一一慘劇就不會出現。

英國科學家霍金在他的名著《時間簡史》裡所言：「至少有三種不同的時間箭頭：第一個，是熱力學時間箭頭，即是在這個時間方向上無序度或增加；然後是心理學時間箭頭，這就是我們感覺時間流逝的方向，在這個方向上我們可以記住過去而不是未來；最後，是宇宙時間箭頭，在這個方向上宇宙在膨脹，而不是收縮。」這就是科學思維的即時時間觀。

對於未來，哪怕是一秒鐘之後，科學並不能告訴你任何真確，儘管宇宙時間箭頭表明宇宙在膨脹，並且無誤的告訴你，宇宙現在這一刻確實是在膨脹。但是對於在此刻的一秒之後，宇宙是否會突然收縮坍塌毀滅，科學並不能給你一個真確的答案。所以說，在科學思維的時間語法中也沒有將來時。

既然科學思維的時間沒有過去時和將來時，而只有即時時間的點，我們知道，一點並不能成線，無線則不能維也，那麼科學思維只能是三維思維，而不是四維思維。

三、科學精神

什麼是科學精神？從科學的定義來看，我們也不難知道什麼是科學精神。簡單地說，科學精神就是實事求是。

實事就是指實實在在的事物。求是就是求得或者找到它的"是"，這個"是"指的是客觀規律，即能正確反映出這個實實在在的事物的實在規律。

科學就是通過觀察實實在在的事物其各種現象之後進行歸納，再提出假設，經反覆實驗之後，證實假設，最後總結定律。這就是科學鍥而不捨的精神，也就是實事求是的科學精神。這種通過科學方法而獲得的知識是人類的真知。

四、科學的學科

以科學思維方法獲得的知識稱為科學知識，由科學知識組成的系統性學科包括兩大類：自然科學和社會科學。自然科學有物理學、生物學、化學、天文學、地質學、海洋學、現代醫藥學……等。社會科學則有政治學、經濟學、哲學、法律學、歷史學、心理學、倫理學……等。

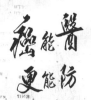

第二節　玄學的內涵

　　什麼叫玄學？要得到確切的答案就必須要瞭解玄學的真正內涵。

一、玄是什麼意思？

　　你要瞭解什麼是玄學，就必須要先知道什麼是玄？當你聽完某個虛幻故事之後，你可能脫口而出：太玄了！當跳芭蕾舞多轉幾圈後，你可能會說：我感到頭暈目眩！玄字有如下幾種意思：

　　1.玄字在出土的甲骨文的原形是這樣的：§，郭沫若解釋說，它是鑽頭，是旋轉的意思。

　　2.深遠、幽黑：深潭的水呈現黑色，遙遠的景物也是黑色。深遠必然與幽黑掛鉤。

　　3.奧妙、微妙。

　　現在，人們一提起這個玄字就多做第三種解釋，一言以蔽之曰：太奧妙、太微妙，太深奧……，跟著就是太虛渺、太難理解、太不可思議了。玄字被主要做這種解釋，其實是源於老子。老子何許人也？他就是兩千多年前中國春秋戰國時期的偉大思想家、哲學家，他是中國三大學派道家、儒家、佛家中道家最傑出的代表。他那五千言的《道德經》正是中國玄學的精髓。"玄"字在他的《道德經》中被發揮得淋漓盡致。

那麼，老子所說的"玄"究竟是什麼意思呢？老子在《道德經》第一章裡的第一句話說：「道，可道，非常道。名，可名，非常名。無，名天地之始。有，名萬物之母。故常無，欲以觀其妙。常有，欲以觀其徼。此兩者同出而異名，同謂之玄。玄之又玄，眾妙之門。」老子在這裡著重論述了"無與有"的關係，他以精闢的語言把中國玄學的核心思想表露無遺！

老子認為，"無"是天地還未橫空出世之前的始。"有"則是天地產生之後孕育萬物的母親。"無與有"這兩者出處相同但名稱卻相異，儘管名稱不同，但這個出處的同就叫做"玄"，同就是玄。玄之又玄就是同之又同，這正是探索眾多奧妙事物的大門。

老子這句話中有個始字，這個始字並不是開始的意思，古人認為女子懷胎是為人之初，女字加個胎字的右偏旁台字則成始字，始即胎也。這時所謂的天地仍然是個胎兒，並無真正的天地。所以無是天地之始，是孕育天地之胎。當有了天地之後，萬物就隨之而生發，所以有是萬物之母。

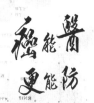

　　老子在這裡把無與有看得很透徹，在他看來 "無與有" 在本源上並無什麼兩樣，因為它們同出嘛！所以，當無的時候，將可以預料到它的變化之妙；當有的時候，更能夠清晰地瞭解它的演變。他站在高處，把 "無與有" 這種本源之同稱為玄，並且強調指出，這種同，不是一般的同，而是同之又同。還道破天機：當你真正懂得這個道理時，你就已經進入能夠探索眾多奧妙事物的大門了。

　　有人把玄之又玄的玄字解釋為奧妙又奧妙，這是不正確的！老子是一個大思想家，他絕不會認為 "無與有" 這種關係是一種深不可測的奧妙關係，在老子看來，"無與有" 之不同，只不過是名稱不同而已，相反的，還強調它們是同之又同。如果把 "無與有" 解釋為奧妙又奧妙，實際上是貶低了老子。你看，連老子也認為無與有的這種同，是多深奧莫測。所以，這種解釋是不正確的。

　　既然老子的這個玄並不是奧妙這個意思，那麼，為什麼我說把玄字解作奧妙是源自於老子呢？你想想看，相對於一個偉大的思想家老子而言，我們這些凡夫俗子又怎能與他相比？更不用說兩千多年前的古代了，就連生活在號稱科技發達的你和我，能夠像老子那樣把無與有看得那麼通透嗎？無就是無，有就是有。兩者簡直是風馬牛不相及，橫看豎看也看不出它們兩者有什麼相同之處！將兩者連同起來，真是令人感到太深奧、太微妙了。

這種感覺，因老子而起，所以說這種解釋正是源於老子。對於無與有，老子在《道德經》第四十章更進一步論述說：「萬物生於有，有生於無。」你看，老子在這裡說得更神了，世間竟然可以"無中生有"。既然是無，什麼都沒有，又怎能生出"有"來呢？！但老子在兩千年前確實是這樣說的啊！

或者請你回憶一下，當你受到別人以不實之言汙衊時，你一定是這樣去駁斥對方的：「你簡直是無中生有！」為什麼呢？因為"無中生有"是形容一件根本不可能發生或存在的事情。但老子卻認為無中確實可以生有。這不就更玄了嗎？正因為老子這些論述，後人覺得很深奧，所以就把玄字解作奧妙、微妙。但這種解釋與老子的玄字本義是一點也不相關的。

如此看來玄字之義還應加上下面的意思：同、相同。玄就是同的意思，這就是老子玄字的本義。

二、玄學的內涵

1、玄學的定義

一提起到玄學，或者你會說，玄學？那就是看相算命！持這種看法的人，其實對玄學並不甚瞭解。玄學不但中國有，在外國也有。那麼，外國人給玄學所下的定義是什麼呢？在西方的哲學史

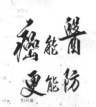

上，玄學被稱為是"研究形而上的本體的學問"，而這種學問的特點是"超感覺的"、"超經驗的"。

另一方面，玄學更曾經被稱為是"最科學的科學"，不但如此，更被譽為是"科學的皇后"。西方對這種學問的界定，與中國人的闡述，是否有什麼相同之處呢？從中華文化的歷史上來看，並未替玄學下過一個確切的定義，在魏晉時期，玄學以老莊周為三玄，即老子、莊子及周易是玄學的三個主要代表。那麼，什麼叫玄學呢？既然從未有人給它下過一個確切的定義，那麼，就由我給它下吧：玄學就是關於玄的學問。這不是說了等於沒說嗎？你會這樣反駁我：這算什麼定義！你的反駁是對的，如果真的是這樣下定義，未免也太簡單了，就如同我在說明科學的定義要加上一定的條件一樣，這個玄學的定義也必須加上一定的涵義。

2、玄學的涵義

前面的論述已讓我們明白最令人難以理解的玄字意思，那麼，根據老子"無與有"是"同出而異名，同謂之玄"的觀點，我們就可以清楚地知道玄學的涵義是什麼了！玄學實際上是關於"無與有"的學問。

那麼，這個"無與有"究竟又包含了什麼樣的涵義呢？你看：「道，可道，非常道；名，可名，非常名。」老子在這五千言的

《道德經》的第一句話的第一個字就是"道"。"無與有"的學問實質上是關於"道"的學問。所以玄學就是關於道的學問。那麼，又什麼是道呢？你當然應該打破沙鍋問到底囉！

3、道的涵義

（1）道的普通涵義

什麼叫道呢？從字面上理解它並不難：

道就是路的意思，例如"你走你的陽關道"，此其一。

道就是說的意思，例如"道出"，此其二。

道就是方法的意思，例如"養身之道"此其三。

道就是合乎實際的意思，而這個合乎實際的理就稱為"道理"，此其四。

道就是法則或原則的意思，例如"為人之道"，此其五。

道就是性的意思，例如"慘無人道"、"不能人道"，此其六。

更深一層，道就是規律的意思，例如"天道"、"替天行道"，此其七。

（2）道的太極涵義

然而，在被稱為三玄的老子、莊子、周易的經典中，道有更深一層的涵義。先讓我們看看三玄中最早的《周易》是怎樣說的：「一陰一陽之謂道。」在這裡，道就是一對陰陽組合。而太極則是陰陽最經典的描繪，所以，道就是太極。換言之，太極就是道的

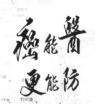

陽、太極就是道的有，這就是道的太極涵義。

（3）道的無極涵義

讓我們再看看老子在《道德經》第二十五章是怎樣說的：「有物混成，先天地生。寂兮寥兮，獨立而不改，周行而不殆，可以為天地母。吾不知其名，強字之曰道，強為之名曰大。大曰逝，逝曰遠，遠曰反。」在這裡，老子認為，這個 "道" 是天地未有之前就已經存在的了，而且它可以成為天地之母。很明顯，老子發展了周易關於道的論述。

我們人類是生活在這個實實在在的天地之間，對我們來講，這個一陰一陽組合的天地空間就是所謂的 "有"。而在這個未有天地之前，是什麼都沒有的，那個時候就是所謂的 "無"。因為它是 "無"，所以是無名的，因此老子只好勉強給它一個名字叫做 "道"。這時的道是處於 "先天地生" 的 "無" 的狀態之中：未有天地、未有陰陽，即未有太極。所以此時的道就是無極。

換言之，無極就是道的陰，無極就是道的無，這就是道的無極涵義。綜上所述，道就是 "無與有" 的化名，道就是無極與太極的化身。那麼，又什麼是無極與太極呢？你當然應該繼續打破沙鍋問到底囉！

（4）太極無極的涵義

當我們知道了道的無極與太極涵義之後，我們也就很清楚地知道無極與太極的涵義了：無極就是太極的過去和將來，換言之，無極就是太極加上時間。太極是陰陽的一對，無極就是陰陽的過去和將來，太極就是陰陽的現在。

講到這個時間，具體一點，無極是陰陽之過去和將來，屬陰，它的時間是虛時間；太極是現在的陰陽，屬陽，所以它的時間是即時時間，是實時間。

4、道的實質

《周易·系辭》說：「形而上者謂之道，形而下者謂之器。」在這裡，道是形而上者，道是無形，但並未說清楚它是什麼。而老子則明確指出，這個道是"先天地生"的"混成"之"物"。並且在第二十五章做出如下描述：「道之為物，惟恍惟惚；惚兮恍兮，其中有象；恍兮惚兮，其中有物；杳兮冥兮，其中有精；其精甚真，其中有信。」因此，這個道實質是一個有象、有物、有精、有信的混成之物，是一個"迎之不見其首，隨之不見其後"的混混沌沌似有似無的無形之物。我們可以說，這時的道就是所謂的虛物。

然而，老子在四十二章又說：「萬物負陰而抱陽，沖氣以為和。」在這裡，我們又看到了，這個道又是具有一陰一陽的有形之物。我們可以說，這時的道就是所謂的實物。因此，道實質上是一

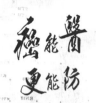

個既無形也有形之物，換言之，它既是虛物也是實物。

5、道的演化

當老子給了道這個名字之後，還加多一個"大"做為它的名，正是因為這個名，才能勾勒出道的演化：「大曰逝，逝曰遠，遠曰反。」這個"大"究竟是什麼意思呢？"大"就是離去，離去則變得更遠，變得極遠時自然會反過來。也就是說，反過來就是變近，變近就是回來了。這個"大"，實質是無限的意思，實質就是指這種循環往返，周而復始的無限演化。

也就是從無極變為太極，又從太極變為無極，如此循環往返、周而復始的運行，這就是道的演化。反過來說，道就是"獨立而不改，周行而不殆"、相互不斷演化的無極與太極。它是無聲無形，獨自屹立，不會有本質上的改變；周而復始地運行而不會消亡。

6、玄學的內涵

綜而言之，玄學的內涵就如上所述，它就是研究和論述無與有的學問，它就是描述和研究道的時空變化的學問。

老子在《道德經》四十二章說：「道生一，一生二，二生三，三生萬物。萬物負陰而抱陽，沖氣以為和。」在這裡，我們清楚看到這個道的變化全過程，這個過程就是從無到有的過程：萬物包含陰陽，陰陽衍生萬物。因為玄學是關於"無與有"的學問，是既關

於 "無" 又關於 "有" 的學問。所以，玄學既是 "形而上" 也是 "形而下" 的學問。

這與西方哲學稱玄學是 "形而上的本體的學問"，是本質上相同的。因為既然有 "本體"，就是說有具體的物，而這種有形之物是屬於形而下的，而且，它還要探討所謂的 "極終實在"。你看，不但有 "本體"，而且還有 "實在"，而這個 "本體" 與 "實在" 就是科學。所以，從這個觀點出發，就不難理解為什麼西方哲學曾一度把玄學稱為 "最科學的科學"、"科學的皇后" 了。

三、玄學的思維特質

當我們知道了玄學就是關於 "無與有" 的學問、是關於道的學問之後，我們就不難知道玄學的思維特質。玄學思維的對象是 "無與有"。當思維對象是 "有" 時，因為 "有" 是三維空間實實在在的事物，玄學思維這時是屬於三維思維。但當思維對象是 "無" 時，這時的思維還是屬於三維思維嗎？答案是否定的！為什麼？

我們知道，"有" 是即時的、我們看得到、或摸得到的、實實在在的存乎於這個天地三維空間的事物，而 "無" 則是在我們這個天地空間的 "有" 產生之前或當這個 "有" 在此空間消失之後才存在。這個 "之前" 和 "之後" 實質是什麼呢？它就是時間。但這個

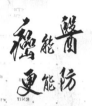

時間並不是即時時間，它是即時時間之前或之後。

　　如此看來，這個具有"之前"和"之後"兩個時間點組成的時間已成一維。所以，玄學思維是由空間三維和時間一維所組成的四維思維。

　　一句話，玄學思維的特質就是四維思維。

四、玄學的學科

　　由玄學思維方法獲得的知識稱為玄學知識，由玄學知識延伸出來的玄學學科，在中國歷史上形成所謂五術，這就是山、醫、卜、相、命。

　　山：就是修練，包括精神與肉體兩個方面的修練。精神方面，包括心境、涵養、處世、道德、宇宙觀……等；肉體方面，包括體力、耐力、體能……等。具體方法有佛家的禪修、道家的性命雙修、儒家的修心養性，以及靈修、練氣功武術等。經典著作有《六祖壇經》、《太公陰符經》、老子的《道德經》以及孔子的《論語》等，這些名著都是對人性涵修的指導性理論。

　　醫：就是指中國傳統醫藥學，包括方劑、脈診、針灸、靈治等。經典著作有《黃帝內經》、《傷寒論 》、《本草綱目 》等。

卜：就是占卜。包括占卜、選吉、測局等。經典著作有《易經》等。

相：就是看相。包括人相、宅相、墓相、印相、名相、氣相等。其中人相包括面相、掌相、體相、痣相；宅相與墓相則包含有山相、地相、水相、及由山地水三相所引出的無形之氣相，此為風水之相也；印相及名相則以印與名之形態及字之形、音、五行所屬來推斷印章及姓名之吉凶等等。經典著作有《麻衣神相》、《柳莊相法》等。

命：就是命理。就是以出生時辰為依據去推算人的命運。經典著作有子平八字學的《淵海子平》、《子平真全》以及《紫微斗數全集》、《紫微斗數全書》等。

第二章

玄學的理論核心

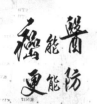

第一節　陰陽五行學説

　　陰陽五行學説是中國玄學的理論核心。玄學認為，宇宙間萬事萬物都不能脱離陰陽五行而獨立存在，也就是說，萬事萬物必有所屬：那就是陰陽五行所屬。

一、何謂陰陽？

　　從字面上做簡單的定義就是：向陽者為陽，背陽者為陰。但玄學裡所言的陰陽並不是如此簡單，並非如上述般真實的下定義。譬如：男人屬陽，女人屬陰。你可能立即反對說，這個女人正在海灘曬太陽，她是向陽而不是背陽呀，為什麼她不是陽，而是陰呢？所以，我們必須根據玄學思維去給陰陽下定義：凡是具有陽的屬性者為陽，凡是具有陰的屬性者為陰。

　　這種屬性，用時下最流行的術語去描繪，就是所謂的信息。我們不妨用這個現代語言，對這個古老的陰陽做一個時髦的解釋：凡是具有陽的信息者為陽，凡是具有陰的信息者為陰。所以，玄學裡所說的陰陽並不是實實在在的陰陽，而是屬性陰陽，或時髦地說是信息陰陽。

　　玄學認為，就陰陽而言，萬事萬物必有所屬：或者屬陰，或者屬陽。但是玄學並不排除介乎於陰陽之間的事物，所以事物的屬性還應加上一條：或者屬中。而這個中，是陰陽的平衡點，也是陰陽的臨界點。

二、陰陽規律

1、陰陽互存相對性

　　陰陽各自以對方為存在的條件：有陰必有陽，有陽必有陰；孤陰不生，獨陽不長。

2、陰陽互轉運動性

　　陰陽各自在一定條件下向對方轉化，物極必反：陰極變陽，陽極變陰。

（1）陰陽特性

　　"陽"是由四象中的太陽和少陰兩象所構成，陰弱到極處呈陽性，所以少陰呈陽性。

　　"陰"是由四象中的太陰和少陽兩象所構成，陽弱到極處呈陰性，所以少陽呈陰性。

　　陰極變陽時，太陰轉為少陽，少陽是極弱的陽，所以呈陰性。

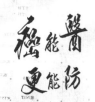

陽極變陰時，太陽轉為少陰，少陰是極弱的陰，所以呈陽性。

（2）陰陽互轉規律

太陰→陰極→少陽→陽明→太陽→陽極→少陰→厥陰→太陰

3、陰陽互補平衡性

陰陽異性相吸，當相互得到互補而達到相對平衡時，事物便能更健康的向前發展。

4、陰陽相異共存性

陰陽是一對本質上相異的事物，但它們並不一定你死我活的對立，相反的，它們是相異而不相離，永遠共存於某個統一體之中。

5、陰陽相存互寓性

陰寓於陽之中，陽寓於陰之中；陰中有陽，陽中有陰。

6、陰陽消長變換性

"萬物生於有，有生於無"。陽生於陰，陰生陽。陰消陽長，陽消陰長。如此循環往返，周而復始，生生不息，這就是宇宙萬物的運行規律。

7、陰陽乃道玄同性

無與有 "此兩者同出而異名，同謂之玄。"。無即是有，有即是無。這就是道的玄同性。陰陽就是無與有，同即是玄，玄即是同，所以：陰即是陽，陽即是陰。

8、陰陽即道涵一性

一陰一陽之謂道。道生一，一生二，二生三。

陰陽是道一分為二，道為一體是一，陰陽為二是二，二合一為三，是"涵三為一"。實際是萬變不離其宗，終歸道一。

9、陰陽獨立時空性

（1）陰陽各自有其獨立的時空：在其所在的時空中，它是代表絕對真理；但當超越它本身的時空後，它只能代表相對真理。

（2）陰陽各自有其獨立的時空，兩個時空可共存一體，但不能混合。

三、何謂五行？

五行就是金、水、木、火、土這五種宇宙基本元素的運行。玄學認為，就五行而言，萬事萬物必有所屬：或屬金、或屬水、或屬木、或屬火、或屬土。如上所述的道理一樣，玄學裡所言的五行並不是真真實實的五行，而是屬性五行，換言之，是所謂的信息五行。

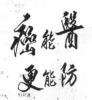

四、五行絕對規律

作為五種宇宙元素，就其獨立品質屬性而言，它是代表整體性的，是質的體現。它們這種相生相剋及勝敗關係，是絕對的，是表述其獨立品質屬性的絕對真理。以下是五行相生相剋及五行勝敗的絕對規律：

1、五行相生規律

水生木，木生火，火生土，土生金，金生水。

當我們說水生木，你就會很形象的想到，沒錯，正是水令樹木茂盛地生長的！木生火也很容易理解，如果沒有木，就不能生火煮飯！所以木能生火。那麼，火生土呢？對呀！火將柴燒盡後不正留下一堆土灰嗎？！

土生金似乎玄了一點，你會反對說，如果土真能生出金來，恐怕世界上就沒有窮人了！其實你說得一點也沒錯，正是土讓你我得金，你看，土裡長出來的莊稼，用土建造的房屋，這都可以換成白花花的銀子啊！這就是土生金嘛！再者，你要得到真金白銀，只能從土裡找，因為金銀都埋在土中，你得真的去"掘金"才行！這不就是土生金了嗎？！

金生水看來有點令人費解了！硬邦邦的金如何能生水呢？你看，當你的田地沒水灌溉時，不正是鋤頭鐵鏟這些金為你開鑿一條水道，令你的田地得到水嗎？！假如有成千上萬的鋤頭鐵鏟組成強金，必能築成大河，當旺水沿河而至之時，你才恍然大悟：果真是金強水旺矣！這不就是金生水的有力證明嗎？！

我們說某種元素生某種元素，不是簡單機械的生，這個生的含義，是生化、強化、催化的意思。例如水生木，是指水生化了木、強化了木、催化了木，令木更快旺盛。金生水，是指金生化了水、強化了水、催化了水，令水更加強盛。

2、五行相剋規律

金剋木，木剋土，土剋水，水剋火，火剋金。

一棵連八級颱風吹來也不折腰的參天大樹，卻倒在不足一寸之厚的鋸片之下！何故？這就是因為宇宙間有這樣一個不可抗拒的規律：金剋木。

一堵連針也插不入的懸崖陡壁，居然長出一棵青松！何故？這就是因為宇宙間有這樣一個不可抗拒的規律：木剋土。

這個村子年年水災，今年怎麼洪水變乖了？原來人們築起了堤壩，洪水不能跨越雷池一步，水患不再！這就是因為：土剋水。

房子不慎起火怎麼辦？消防車的強勁水柱令張牙舞爪的烈火瞬間遁形，這就是：水剋火。

鐵遇著火，它那剛強堅硬的性子，一下變得是那麼的軟弱，甚至乾脆淌在地上一概不起來：它實在也沒有辦法，因為它已化成一

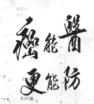

灘鐵水！這就是因為：火剋金。

你所看到的這一切，就是宇宙間不可抗拒的五行相剋規律。

3、五行勝敗的絕對規律

（1）五行中兩種相生元素相遇時，被生者是勝利者。

被生者勝 {
金水相遇，金生水－水勝。
水木相遇，水生木－木勝。
木火相遇，木生火－火勝。
火土相遇，火生土－土勝。
土金相遇，土生金－金勝。
}

釋義：

木火相遇，火勝。這個很好理解，你看，當三尺的木柴在灶裡被火燃燒時，不到半個時辰，火勢依舊，但木柴僅剩下不到一尺，木耗火旺：木生火，火勝！

水木相遇，木勝。這個也好理解，你看，當水仙花盛開之時，你會發現盆中的水少了一半，你恍然大悟，是水仙花這個木，把水給吸乾了，水少木茂：水生木，木勝！

土金相遇，金勝。這個也不難理解，你看，原來這個土裡面藏有金，金被挖出後，土相對而言是少了，而金卻增多了，這正是土少金多：土生金，金勝！

火土相遇，土勝。這個就似乎費解了一點，但只要你仔細一想，也就不難理解了，當大火燒山會有什麼結果呢？結果是把山上的木都燒光了、變成灰土了，於是土就比前增多了，火減土增：**火生土，土勝！**

金水相遇，水勝。這一樣可以理解，河道經鋤頭挖掘後變寬，河水變多了，但三寸長的鋤頭卻因挖掘而磨損成一寸，金少水旺：**金生水，水勝！**

（2）五行中兩種相剋元素相遇時，剋對方者是勝利者。

剋對方者勝
- 金木相遇，金剋木－金勝。
- 木土相遇，木剋土－木勝。
- 土水相遇，土剋水－土勝。
- 水火相遇，水剋火－水勝。
- 火金相遇，火剋金－火勝。

釋義：

金木相遇，當然是金勝囉！你看，一斧頭劈下去，木柴被劈開了兩半；一刀砍下去，小樹應聲倒下；就算是十人才能環抱的千年古樹，在小小的鋸片前，它也不得不乖乖地俯首稱臣：**金剋木，金勝。**

木土相遇，當然是木勝囉！你看，當光禿的荒山種上了樹後，山土便乖乖地待在樹木周圍，因為樹木令水土得到保持，從此山泥再也不會被雨水沖刷而流失：**木剋土，木勝！**

土水相遇，當然是土勝囉！你看，河流崩裂決堤，如何抵禦河

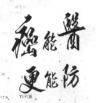

水的入侵？水來土掩，用防洪沙包堵住缺口，洪水自然止步：<u>土剋水，土勝</u>！

水火相遇，當然是水勝囉！你看，傾盤大雨令森林大火瞬間熄滅：<u>水剋火，水勝</u>！

火金相遇，當然是火勝囉！你看，火令堅硬的金變軟，甚至變成金水而一蹶不振：<u>火剋金，火勝</u>！

（3）五行中三種相生元素相遇時，最後被生者是勝利者。

後生者勝 {
金水木相遇，金生水、水生木－木勝。
水木火相遇，水生木、木生火－火勝。
木火土相遇，木生火、火生土－土勝。
火土金相遇，火生土、土生金－金勝。
土金水相遇，土生金、金生水－水勝。
}

釋義：

金水木相遇，木勝。為什麼？有人會說，金生水、水生木，最後木勝，這可以理解。但這裡有金剋木呀，為什麼不是金勝呢？這個問題問得好！但你必須懂得，凡事都有先後緩急之分，必須認清誰孰輕重？當金水木相遇時，首先是金生水，金被生化成水，既然如此，又何來有金去剋木呢？

再打個比喻，當一個母親正在生孩子時，她還有精力去做其他與生孩子無關的事情嗎？此時或者已無金，就算有金，此金也因生

42

水而耗損得差不多了，在有強水的盛木之前，這個軟弱無能、細小微薄之金能傷這茂密堅硬的木嗎？此時的金不但不能剋木，反而被木所刑，所以最後勝者並不是金而是木！所以，它的必然規律是：<u>金生水、水生木，木勝！</u>

　水木火相遇，火勝。水生木，水被木吸收而生化成茂密的木，盛木生烈火，這時你更清楚的看到，就算有這已被吸得差不多的幾滴弱水，能撲滅得了這盛木烈火嗎？所以，它的必然規律是：<u>水生木、木生火，火勝！</u>

　其他者，按此理類推。

（4）五行中三種元素相遇時，其中被生而又剋人者是勝利者。

剋對方者勝 {
金水火相遇，金生水、水剋火－水勝。
水木土相遇，水生木、木剋土－木勝。
木火金相遇，木生火、火剋金－火勝。
火土水相遇，火生土、土剋水－土勝。
土金木相遇，土生金、金剋木－金勝。
}

釋義：

這個規律就十分好理解了，金水火相遇，金生水得強水，強水當然是絕對能滅火了，哪怕它是烈火也不在話下！所以金生水、水剋火－水勝。其他者，按此理類推。

（5）五行中四種相生元素相遇時，最後被生者是勝利者。

$$
後生者勝
\begin{cases}
金水木火相遇，金生水、水生木、木生火－火勝。\\
水木火土相遇，水生木、木生火、火生土－土勝。\\
木火土金相遇，木生火、火生土、土生金－金勝。\\
火土金水相遇，火生土、土生金、金生水－水勝。\\
土金水木相遇，土生金、金生水、水生木－木勝。
\end{cases}
$$

釋義：

這個規律就如（3）的道理一樣，金水木火相遇，金生水得強水，強水生木得強強木，強強木生火得猛旺烈火，所以，<u>金生水、水生木、木生火，火勝！</u>其他者，按此理類推。

五、五行相對規律

既然世間一切事物都是陰陽的一對，那麼，有五行絕對規律就一定有五行相對規律。這就是五行反生反剋規律。但它只是局部性的，是量的體現。它們這種反生反剋及勝敗關係，是相對的，是表述其量變性的相對真理。

當只論五行之質時，五行服從其生剋勝敗的絕對規律；但當五行進入量的時空時，因力量懸殊而不能達到量比平衡時，就會使它們的生剋關係發生質的變化。因為按照"陰極轉陽，陽極轉陰"和"物極必反"的陰陽規律，五行也可以產生質變，因而就會發生反生反剋反敗反勝的特殊狀況。

1、古人的論述

宋代徐大升的《五行相生相剋宜忌》正是對這種相對規律的精闢描述：

金賴土生　土多金埋；火賴木生　木多火熾；

木賴水生　水多木漂；水賴金生　金多水濁；

土賴火生　火多土焦。

金能生水　水多金沉；水能生木　木多水縮；

木能生火　火多木焚；火能生土　土多火晦；

土能生金　金多土變。

金能剋木　木堅金缺；木能剋土　土重木折；

土能剋水　水多土流；水能剋火　火炎水灼；

火能剋金　金多火熄。

金弱遇火　必見銷熔；火弱遇水　必要熄滅；

水弱遇土　必為淤塞；土弱遇木　必遭傾陷；

木弱遇金　必為礫折。

強金得水　方挫其鋒；強水得木　方緩其勢；

強木得火　方洩其英；強火得土　方斂其焰；

強土得金　方化其頑。

2、五行勝敗的相對規律

（1）五行中兩種相生元素相遇時，當生者量多時，生者反害被生者，因此，生者是勝利者。

生者勝

- 金水相遇，儘管水賴金生，但因金多水濁，所以 －金勝水。
- 水木相遇，儘管木賴水生，但因水多木漂，所以 －水勝木。
- 木火相遇，儘管火賴木生，但因木多火滅，所以 －木勝火。
- 火土相遇，儘管土賴火生，但因火多土焦，所以 －火勝土。
- 土金相遇，儘管金賴土生，但因土多金埋，所以 －土勝金。

釋義：

金水相遇，金多水濁：上百把鋤頭去開寬一條小溝，結果是溝水先是變成泥水，接著變成泥漿，水不見了，但鋤頭之金依舊，結果是<u>金勝水</u>！

水木相遇，水多木漂：這個很好理解，你看，當山洪爆發時，大水不但不能生木，反而把樹木淹死或沖走。結果是<u>水勝木</u>！

木火相遇，木多火滅：這個也好理解，你看，當爐火正旺之時，你往火爐裡加了一大把柴，而且把整個爐堂塞滿，這時的火勢便驟然減弱，甚至令爐火熄滅。結果是<u>木勝火</u>！

火土相遇，火多土焦：這個也不難理解，你看，當土遇到了烈火時，土中的可燃之物被烈火焚燒，結果是土變少了：**火勝土！**

土金相遇，土多金埋：這個更易理解，你看，當土很多時，自然就把金埋藏在深土下面了，這時你想見到金真的很難，金不見了，原因是土多！結果是**土勝金！**

（2）五行中兩種相剋元素相遇時，當被剋者量多時，被剋者反刑剋者，因此，被剋者是勝利者。

被剋者勝
- 金木相遇，儘管金剋木，但因木多反刑金，所以－木勝金。
- 木土相遇，儘管木剋土，但因土多反刑木，所以－土勝木。
- 土水相遇，儘管土剋水，但因水多反刑土，所以－水勝土。
- 水火相遇，儘管水剋火，但因火多反刑水，所以－火勝水。
- 火金相遇，儘管火剋金，但因金多反刑火，所以－金勝火。

釋義：

金木相遇，用刀去砍一棵千年粗壯的大樹，沒砍多久，刀刃破裂，刀變鈍變彎，再也不能繼續砍下去了：所以－**木勝金。**

木土相遇，農耕培土時不小心讓土把豆苗蓋住了，結果是豆苗

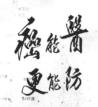

死了：所以－<u>土勝木</u>。

土水相遇，洪水泛濫，將堅固的土壤沖垮了：所以－<u>水勝土</u>。

水火相遇，把一杯水倒進火勢熾烈的鍊鋼爐裡，爐火不熄反而更旺：所以－<u>火勝水</u>。

火金相遇，想用蠟燭的火去熔掉一個金錠，結果是蠟燭的火熄滅了，但金錠卻形貌無損：所以－<u>金勝火</u>。

（3）五行中三種相生元素相遇時，量多者是勝利者。

量多者勝
- 金水木相遇，金生水、水生木－量多者勝。
- 水木火相遇，水生木、木生火－量多者勝。
- 木火土相遇，木生火、火生土－量多者勝。
- 火土金相遇，火生土、土生金－量多者勝。
- 土金水相遇，土生金、金生水－量多者勝。

釋義：

金水木相遇：

當金多時，金勝水，金也剋木，因此總五行為金，所以量多者勝：<u>金勝</u>。

當水多時，水勝木，水多金沉，水也勝金，因此總五行為水，所以量多者勝：<u>水勝</u>。

當木多時，金生水、水生木，木更多，因此總五行為木，所以量多者勝：<u>木勝</u>。

其餘依此類推。

（4）五行中四種相生元素相遇時，量多者是勝利者。

量多者勝
金水木火相遇，金生水、水生木、木生火
－量多者勝。

水木火土相遇，水生木、木生火、火生土
－量多者勝。

木火土金相遇，木生火、火生土、土生金
－量多者勝。

火土金水相遇，火生土、土生金、金生水
－量多者勝。

土金水木相遇，土生金、金生水、水生木
－量多者勝。

釋義：

金水木火相遇：

當金多時，金勝水，金也剋木，因為金多反刑火，因此總五行為金，所以量多者勝：<u>金勝</u>。

當水多時，水勝木，金生水，令水更多以利剋火，因此總五行為水，所以量多者勝：<u>水勝</u>。

當木多時，木多火滅，水生木，令木更多反刑金，因此總五行為木，所以量多者勝：<u>木勝</u>。

當火多時，金生水、水生木，木生火，火多更火，因此總五行為火，所以量多者勝：<u>火勝</u>。

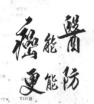

其餘依此類推。

（5）五行中五種相生元素相遇時，量多者是勝利者。

量多者勝：金水木火土相遇，金生水、水生木、木生火、火生土，土生金－**量多者勝**。

釋義：

金水木火土相遇：

當金多時，因為水生木、木生火、火生土、土生金、金多者更金，故總五行為金，所以量多者勝：**金勝**。

當水多時，因為木生火、火生土、土生金、金生水、水多者更水，故總五行為水，所以量多者勝：**水勝**。

當木多時，因為火生土、土生金、金生水、水生木、木多者更木，故總五行為木，所以量多者勝：**木勝**。

當火多時，因為土生金、金生水、水生木、木生火、火多者更火，故總五行為火，所以量多者勝：**火勝**。

當土多時，因為金生水、水生木、木生火、火生土、土多者更土，故總五行為土，所以量多者勝：**土勝**。

（6）五行中三種相生相剋元素相遇時，量多者是勝利者。

量多者勝
- 金水火相遇，金生水、水剋火
- 水木土相遇，水生木、木剋土
- 木火金相遇，木生火、火剋金
- 火土水相遇，火生土、土剋水

　　└土金木相遇，土生金、金剋木

釋義：

金水火相遇：

當金多時，金勝水，金多反刑火，因此總五行為金，所以量多者勝：<u>金勝</u>。

當水多時，水多更能剋火，水多金沉，水也勝金，因此總五行為水，所以量多者勝：<u>水勝</u>。

當火多時，火多反刑水，火又剋金，因此總五行為火，所以量多者勝：<u>火勝</u>。

其餘依此類推。

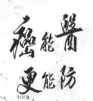

第二節　信息陰陽五行

一、信息的定義

1、何謂信息？

它的最顯淺、最簡單的定義就是：信件傳達的消息就叫做信息。假如把信與息分開做具體的剖析，我們發現，它們有一種既互相聯繫又有所不同的關係。

2、信的特點

（1）是息的載體，是信宿。

（2）有一定的內容，這個內容是接受者接受之後才被確認的，所以在時間軸上，它是後天性的。

（3）它必須通過一定的途徑傳達。

（4）它對接受者有指令的作用。

3、息的特點：

（1）是信的內容，是信源。

（2）這個內容在被接受者接受之前已被確定，所以在時間軸上，它是先天性的。

（3）它通過一定的途徑讓接受者接收。

（4）接受者接收後可消除某種不定性而變得更有序。

（5）當有真正的接受者時，"息"才能成為名副其實的信源。

以動物的胎兒為例，在未出世之前，就已經接受了父母給它的遺傳信息進行發育，在出生之後，它會按照這種信息繼續生長發育，整個過程是一個承上而啟下、承前而啟後、由先天到後天、由陰至陽的過程。

二、信息的本質

那麼，信息的本質又是什麼呢？就信息的實質而言，信息實際上是某種事物的印記、某種事物的圖譜、某種事物的軌跡、某種事物屬性的標記集。從這個角度看，事物（包括生命事物和無生命事物）是信息的基石。反之，信息則是事物變化內涵的載體，是其變化發展過程中不斷釋放內涵，並令事物在特定時空產生質變的能量化載體。

當信息在某個時空為某種事物所接受或作用於某種事物時，該事物便會隨信息的指令有序的變化，並最終呈現信息所確定的事物屬性的"原形"，而這個過程，實質上是一個信息交換和能量重新分配的過程。從這個角度看，信息是事物的嚮導，是主導事物變化的場。

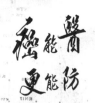

信息是宇宙間萬事萬物相互交換的內容，這個內容交換可令萬事萬物產生變化。但是，萬變不離其宗，無論怎樣變，萬事萬物都會按信息原先所規定的指令去進行，這就是信息的固有特點。

信息的屬性是形而上，它在空間裡能承上而啟下、聯左而繫右，縱橫於立體三維之中；它在時間上能承前而啟後，馳騁於時間一維之內。所以信息屬四維時空範疇，它可以暢通無阻地跨越陰陽兩界，這就是信息特有的本質。

三、信息陰陽

我們現在所稱的某事物的陰陽，是指該事物的陰陽屬性，所以這種陰陽只是一種信息陰陽而已。

1、陰的信息

凡是具有陰的信息者屬陰，陰有如下幾種信息特點：

被動性，此其一；

柔弱性，此其二；

反面性，此其三；

收斂性，此其四；

隱閉性，此其五。

綜而言之，凡具有內裏的，向下的，抑制的、減弱的、重濁的、寒冷的、暗晦的、沉靜的、收藏的、虛無的信息者為陰。

2、陽的信息

凡是具有陽的信息者屬陽，陽有如下幾種信息特點：

主動性，此其一；

剛強性，此其二；

正面性，此其三；

擴張性，此其四；

顯露性，此其五。

綜而言之，凡具有外表的，向上的、亢盛的、增強的、輕清的、溫熱的、明亮的、升揚的、展露的、實有的信息者為陽。

3、信息陰陽

以下是部分事物的一對陰陽：

陰	女	雌	暗	夜	冷	黑	寒	短	低	退	入	下	後	右	守	丑	內	裡	慢
	↕	↕	↕	↕	↕	↕	↕	↕	↕	↕	↕	↕	↕	↕	↕	↕	↕	↕	↕
陽	男	雄	明	晝	暖	白	熱	長	高	進	出	上	前	左	攻	美	外	表	快

陰	壞	少	小	月	柔	野	婆	尾	方	臭	虛	弱	點	無	答	負	偶	同
	↕	↕	↕	↕	↕	↕	↕	↕	↕	↕	↕	↕	↕	↕	↕	↕	↕	↕
陽	好	多	大	日	剛	朝	公	首	圓	香	實	強	面	有	問	正	奇	異

陰	回	返	降	落	敗	死	地	窄	巷	底	微	義	故	私	反	雙	狹	舊
⇕	⇕	⇕	⇕	⇕	⇕	⇕	⇕	⇕	⇕	⇕	⇕	⇕	⇕	⇕	⇕	⇕	⇕	⇕
陽	去	往	升	起	成	生	天	寬	路	面	宏	仁	新	公	正	單	廣	新

陰	否	輸	接	脆	假	瀉	髒	濁	怒	盾	思	除	象	慧	文	關	緊	昔
⇕	⇕	⇕	⇕	⇕	⇕	⇕	⇕	⇕	⇕	⇕	⇕	⇕	⇕	⇕	⇕	⇕	⇕	⇕
陽	泰	贏	拋	堅	真	補	潔	清	喜	矛	維	乘	形	智	武	開	鬆	今

陰	聚	合	敵	藏	隱	肥	重	沉	深	遠	息	血	拉	靜	止	濕	潤	禍
⇕	⇕	⇕	⇕	⇕	⇕	⇕	⇕	⇕	⇕	⇕	⇕	⇕	⇕	⇕	⇕	⇕	⇕	⇕
陽	散	分	我	露	顯	瘦	輕	浮	淺	近	信	氣	推	動	行	乾	燥	福

陰	害	悲	哀	還	後	道	啞	道	聽	靠	西	減	睡	缺	收	縮	奸	邪
⇕	⇕	⇕	⇕	⇕	⇕	⇕	⇕	⇕	⇕	⇕	⇕	⇕	⇕	⇕	⇕	⇕	⇕	⇕
陽	益	喜	樂	借	先	德	響	器	講	離	東	加	醒	滿	放	脹	忠	正

陰	經	學	塞	虧	失	因	彼	錯	非	坐	妻	母	臣	軟	客	難	尾	屈
⇕	⇕	⇕	⇕	⇕	⇕	⇕	⇕	⇕	⇕	⇕	⇕	⇕	⇕	⇕	⇕	⇕	⇕	⇕
陽	緯	教	通	盈	得	果	此	對	是	立	夫	父	君	硬	主	易	頭	伸

陰	衰	賣	苦	橫	陳	薄	坤	腹	繁	密	吸	取	凹	曲	時	逆	遲	北
⇕	⇕	⇕	⇕	⇕	⇕	⇕	⇕	⇕	⇕	⇕	⇕	⇕	⇕	⇕	⇕	⇕	⇕	⇕
陽	盛	買	甜	豎	新	厚	乾	背	簡	疏	呼	捨	凸	直	空	順	數	南

陰	終	餓	鬼	水	澇	愚	奸	賤	貧	納	凶	惡	劣	細
⇕	⇕	⇕	⇕	⇕	⇕	⇕	⇕	⇕	⇕	⇕	⇕	⇕	⇕	⇕
陽	始	飽	神	火	旱	智	忠	貴	富	吐	吉	善	優	巨

四、信息五行

我們現在所指的五行實質上是指某種事物的屬性而已，它並不是真真實實的五行，而是所謂的信息五行。

1、信息五行的特點：

（1）金的信息：

凡是具有金的信息者屬金，金有如下幾個信息特點："金曰從革"，具有肅殺、沉降、收斂、剛柔、變革等特性者。

（2）水的信息：

凡是具有水的信息者屬水，水有如下幾個信息特點："水曰潤下"，具有下行、滋潤、寒涼、黑暗、閉藏等特性者。

（3）木的信息：

凡是具有木的信息者屬木，木有如下幾個信息特點："木曰曲直"，具有升發、生長、條達、舒暢、屈伸等特性者。

（4）火的信息：

凡是具有火的信息者屬火，火有如下幾個信息特點："火曰炎上"，具有爆烈、溫熱、向上、明亮、旺盛等特性者。

（5）土的信息：

凡是具有土的信息者屬土，土有如下幾個信息特點："土爰稼檣"，具有承載、生化、受納、調和、均衡等特性者。

2、信息五行的例舉：

信息五行對照表

	五色	五味	五臟	五腑	五官	五方	五指	五音	五畜	五志	五菜
金	白	辛	肺	大腸	鼻	西	無名	商	雞	悲	蔥
水	黑	鹹	腎	膀胱	耳	北	小指	羽	豬	恐	藿
木	青	酸	肝	膽	眼	東	食指	角	犬	怒	韭
火	紅	苦	心	小腸	舌	南	中指	徵	羊	喜	薤
土	黃	甘	脾	胃	口	中	拇指	宮	牛	思	葵

	五果	五穀	五氣	五時	五主	五蟲	五長	五數	五聲	五嗅	五禽
金	桃	黍	燥	秋	皮	介	龜	四	哭	腥	虎
水	栗	豆	寒	冬	骨	鱗	龍	一	呻	腐	熊
木	李	麻	風	春	筋	毛	麒麟	三	呼	臊	鹿
火	杏	麥	暑	夏	血	羽	鳳	二	笑	焦	鳥
土	棗	稻	濕	長夏	肉	倮	人	五	歌	香	猿

3、五蟲釋義：

古人有云：「倮蟲三百六十，人為之長；羽蟲三百六十，鳳為之長；毛蟲三百六十，麒麟為之長；鱗蟲三百六十，龍為之長；介蟲三百六十，龜為之長。」古人把動物統稱為蟲，以五行所屬去劃分五蟲，並以此為準則界定：人為倮蟲之長，屬土；鳳為羽蟲之長，屬火；麒麟為毛蟲之長，屬木；龍為鱗蟲之長，屬水；龜為介蟲之長，屬金。

第三節　玄學理論核心的本質

有人以西方哲學或神學觀提出發問，究竟中國的陰陽五行學說是一元論？二元論？三元論？還是多元論？關於這個問題，其實老子早在兩千多年前就已經給了一個很好的答案：「道生一，一生二，二生三，三生萬物。」在這裡，首先要明白"生"的涵義，這個"生"並不是我們常說的直接生出的生，它是化生的意思，也就是變化生成的意思。而這個道是"無"的意思。這句話是說：無化生為一，一化生為二，二化生為三，三化生為萬物。

老子還有一句名言：「萬物生於有，有生於無。」萬物變化生成於有，有變化生成於無。當道化生為一時，從一出發，最終令萬物叢生，難怪有人認為老子的學說是一元論了，因為萬物的產生都是從一開始，"萬法歸一"嘛！

當道化生成二時，情況是怎樣的呢？你看這個二，實際上就是陰陽一對！陰陽觀是玄學的核心思維，陰陽論是玄學的核心理論，因陰陽兩儀而生四象，四象生八卦，於是有人說，玄學是二元論。

當道化生為三時，情況又是怎樣的呢？這個"三"就更為具

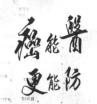

體，更為親切了，你看，就我們存在的這個宇宙而言，天地人就是"三"；對於陰陽來說，它得加上一個"中"，合此為三。五行學說正是由"三"衍生而來的，木火為陽，金水為陰，再加上一個中土，便構成了五行學說。五行學說是玄學的核心理論，於是有人說，玄學是三元論。

當道化生為萬物時，於是有人說，玄學是多元論。是否也可以說，在道未有任何化生之前，換言之，在道還是"無"之時，玄學是否可以稱為零元論呢？我的觀點為，道是不斷在變化和運轉的，它是有時空階段性的：當道處於"無"的時空時，以零元論去描述它也未嘗不可。當道處於"一"的時空時，以一元論去描繪它也未嘗不可。當道處於"二"的時空時，以二元論去描繪它也並無不妥。當道處於"三"的時空時，以三元論去描述它也無可厚非。當道處於"萬"的時空時，以多元論去描述它也理所當然。

玄學理論來源於玄學思維，而玄學思維是含有時間一維的四維思維，離開了具體時空便沒有玄學思維，因此也就沒有玄學理論。換而言之，玄學理論核心的本質就是它具有時空性。這種時空性的特點就是它是超時空或跨時空的。如上所述，我們不正看到了這個特點了嗎？玄學在一元論的時空時是成立的；當跨入二元時空時，它依然成立；當進入三元時空時，它同樣成立。這就是它的優異本質。

第三章

科學與玄學的關係

第一節　科學與玄學的關係

科學思維屬三維思維，它的時間是即時時間，所以在時間語法上並沒有過去時和將來時。玄學思維具有一維時間，並且這一維時間令玄學思維在時間語法上不但有現在時，而且還有過去時和將來時。正因為有上述的原因，所以玄學思維較科學思維更具有連續性及前瞻性。

四維包含三維，三維存在於四維之內，所以我們可以說：「玄學思維包含科學思維，科學思維寓於玄學思維之中。」說到這裡，我們不是已經很明瞭了嗎：玄學思維優於科學思維！當你瞭解這一點，對西方哲學那些曾經給玄學冠以“最科學的科學”、“科學的皇后”如此美稱的做法，還會感到驚訝嗎？

因為玄學思維包含時間一維，它包括過去和將來，它是無限的，而科學思維只包含時間的即時一點，它只包括現在，它是有限的，所以，儘管玄學思維包含科學思維的立體空間三維，但它並不著重它，也就是說，它著重的是形而上而不是形而下，因此它並不如科學思維般去追求所謂的實證；儘管玄學也言之有物，儘管玄學也有形而下，儘管玄學包含科學，但玄學並不是科學。

玄學著重於"無",強調"有"生於"無","無"是"有"的母親,母親是高於一切的。當你把"無"看得如此重要時,你就能把"有"看得更加透徹。站在如此高度,你就不愁把握不住你已經掌控的時空了。

在分析過科學與玄學思維的時空特點之後,我們可以說:

玄學是一艘在人類認識"無與有"這個奧妙的主客觀世界的絕對真理大海上乘風破浪的巨輪,科學則是一隻在人類認識"真實有"這個奇特的客觀世界的相對真理長河裡勇往直前的快艇。

巨輪雖然笨重,但它卻十分安穩地衝破驚濤駭浪把你運到絕對真理的彼岸;輕舟雖然單薄,但它卻能夠快速地繞過激流湧灘把你載到相對真理的碼頭。玄學包含科學,科學寓於玄學之中。科學越向前,則越能揭示玄學奧祕。

同一種科學的公式、定律、定義,由於是三維思維,由於侷限於即時時間而不能跨時空,所以,就算是一百人去應用,都只能得一個相同的結果。例如一百人應用一種西醫診斷法,都只能得到同一種病的診斷結果,好比驗尿蛋白只能確定是否患有腎病這一種病。就西藥而言,一種西藥只能用來治療同一種病。西醫理論不能跨時空,昨天的西醫理論,可能不能指導今天的西醫診治。例如2003 年非典型肺炎(SARS)的出現,實在使當時的西醫感到束手無策。

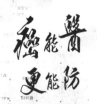

　　同一種玄學的公式、定律、定義，由於是四維思維，由於是一維時間而能跨時空，所以，就算是一個人去應用，卻能得到一百個不同答案。例如一個人應用同一種中醫診斷法，卻能得到一百種病的診斷結果：好比脈診可以適合診斷任何病症。就中藥而言，一種中藥卻可用來治療一百種病，如甘草、人參。中醫理論能夠跨時空，三千年前的中醫理論，仍然能指導今天的中醫診治，例如《黃帝內經》就是當今中醫的聖典。用三千年前的理論指導的中醫，在治療連西醫也難對付的非典型肺炎（SARS）時，顯出它跨時空的優勢。在加拿大及中國大陸兩地的非典型肺炎（SARS）疫情中，加拿大因沒有結合中醫治療，死亡率最高，達 15 ～ 19%，中國後來以中藥治療為主，以廣東及廣州為例，廣東非典死亡率為 3.8%，廣州非典死亡率為 3.6%，這一數字在全球是最低的。

　　在人類的文明史中，是先有玄學後有科學。但當科學走到盡頭時，它必然會求助於玄學，求助之後的結果將會令科學更上一層樓。而科學理論創新的結果，卻會令科學理論"玄理化"。例如數學的虛數、具有虛值時間坐標的歐幾里德型空間時間、時空相對論、霍金宇宙發生論的虛時間、超光子論、超弦論⋯⋯等，都是科學理論"玄理化"的明證。

　　無論從人類文明史，還是從思維特質方面，我們可以說，科學寓於玄學之中，科學是玄學的現在，在某種意義上，我們也可以說，科學就是穿上並非皇帝新衣，而是真實亮麗的科學時裝的即時玄學；我們可以說，玄學包含科學，玄學是科學的過去和未來；儘管玄學包含科學，但它並不等於科學。在某種意義上，我們也可以說，玄學是戴著形而上桂冠，並且穿上令人尷尬的科學皇帝新衣的科學。

玄學起始於"無"，"無"是玄學的本源；科學起始於"有"，"有"是科學的本始。玄學是人類一切學科的發端，科學則是人類一切學科的真實體現。然而，玄學同時更是人類一切學科的終結。當你明白了科學與玄學的關係之後，對於那種為太極、周易、中醫藥、命理、風水掛上科學的金漆招牌，貼上科學護身符的時興之舉是否有此必要性？實際上，它們既是形而上也是形而下的學問！它們是既有玄學四維思維之道，也有科學三維之器的學問！

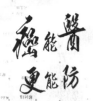

第二節　科學的即時性

由於科學思維的即時性決定了科學理論不能超時空。以科學定理而言，牛頓力學定律在愛因斯坦時空相對論所描繪的空間裡並不適用；就時空相對論而言，它也不能解決量子物理所碰到的一系列難題，甚至在理論上與它格格不入，愛因斯坦因而夢想建立"統一場論"，希望實現"重力場量子化"。以千百萬人每天都服用的西藥為例，昨天抗感冒病毒的藥可能已無效，理由是昨天的感冒病毒，今天已經變種，要治好這種病，則必須重新研製一種新藥。這就是科學！

當病毒已經變種時，就代表這種病毒已經跨進另一個時空時，西藥顯得是如此無奈，它不能跟進到另一時空，去行使它的誅殺感冒病毒的權力。它要能夠誅殺新的變種感冒病毒，它就必須重新研究，確立抗感冒病毒的新的理論，制出抗感冒病毒的新藥，才能跟進到變種病毒的時空，有效地重新行使它的誅殺感冒病毒的權力。這就是科學的無奈！

當科學理論在發展的胡同裡遇到一堵牆時，科學理論已走到盡頭的絕望聲隨之而來。曾幾何時，當牛頓發現力學三大定律之後，物理學盡頭論開始出現。特別是當愛因斯坦時空相對論及量子論問世後，物理學盡頭論更是甚囂塵上。更有人認為，當萬有引力量子化、相對論量子化，也就是當統一場理論創立之日，就是物理學完成統一大業之時。並可以宣佈，物理學已經到達完美的"終點"而終結。為什麼會這樣？因為它是科學。

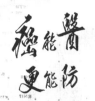

第三節　科學"玄理化"

　　隨著科學的發展，玄學必然不斷被科學所"印證"。而科學越發展，科學也必然要求助於玄學。當科學理論在發展的胡同裡遇到一堵牆時，要跨越這堵牆，它必須尋求玄學的幫助，其結果，將會令科學理論"玄理化"。

一、虛數

　　"負數不能開平方"這個數學定理限制了數學的演進和發展，這對於邏輯嚴謹的數學來說，是一個沉重的打擊。怎麼辦？是讓數學就此停步，還是讓數學由初等數學向高等數學過渡？科學家在權衡利弊、絞盡腦汁之後，終於想到一個絕妙的方法，那就是只好違背"科學"的精神而網開一面，人為地設一個虛數單位：$i = \sqrt{-1}$。

　　這樣，任何負數的開平方都可以用 i 作為代入單位，因為以科學的即時真實觀去看，不管橫看也好，豎看也好，i 就是 i，並沒有看到任何負數開平方嘛，所以並未違背"負數不能開平方"這個數學定理呀！於是，有人就因此而不客氣的的評論：「這實在是一個

諷刺，可以看出科學家也有非科學態度和蠻橫無理的一面。」這的
確是一種非科學態度，因為它有點"掩耳盜鈴"，對$\sqrt{-1}$視而不見！

　之所以稱之為虛數。虛即是無，它就是玄學嘛！就是非科學
嘛！因為它違背了科學"真實有"的鐵律！從科學角度而論，科
學家以非科學態度去為科學立論是無可置疑地應受到非議的，說他
"蠻橫無理"也不為過。但從玄學角度而言，科學家這種做法既不
蠻橫，亦非無理。他由科學的實有回到玄學的虛無，只不過是回歸
自然之道而已，他沒有科學之理，卻有玄學之道。正是這種數學科
學的玄理化拯救了數學，令數學產生了質變，由低等數學向高等數
學邁進。

二、虛時間

　虛時間的確立，最先由採用建立了二維面幾何的希臘人歐幾里
德的名字命名的、具有虛值時間坐標的歐幾里德型空間時間開始，
隨後由霍金應用在宇宙發生論上，他為大爆炸設立了一個虛時間，
因而解決了天文物理學不能解決的一系列棘手問題。對於虛時間的
設立原因，霍金在他的名著《時間簡史》為此做了精闢的論述：

　「粒子通過一指定點的概率是將通過此點的所有可能途徑的波
迭加而求得。然而，當人們實際去進行這些求和時，就遇到了嚴重

的技術問題。迴避這個問題的唯一方法是：你必須不是對發生在你我經驗的『實』的時間內，而是對發生在所謂『虛』的時間內的粒子途徑的波進行求和。虛時間可能聽起來像科學幻想，但事實上，它是定義得很好的數學概念。如果你取任何平常的（或『實』）數和它自己相乘，結果是一個正數（例如 2 乘 2 是 4，但 -2 乘 -2 也是這麼多）。然而，有一種特別的數（叫虛數），當它們自乘時得到負數（在這兒的虛數單位叫做 i，它自乘時得 -1，2i 自乘得 -4 等等）。

人們必須利用虛時間，以避免在進行費因曼對歷史求和的技術上的困難。也就是為了計算的目的，人們必須用虛數而不是用實數來測量時間。這對空間─時間有一有趣的效應：時間和空間的區別完全消失。事件具有虛值時間坐標的空間時間被稱為歐幾里德型的，它是採用建立了二維面幾何的希臘人歐幾里德的名字命名的。我們現在稱之為歐幾里德空間時間的東西，除了是四維而不是二維以外，其餘的和它非常相似。

在歐幾里德空間時間中，時間方向和空間方向沒有不同之處。另一方面，在通常用實的時間坐標來標記事件的實的空間時間裡，人們很容易區別這兩種方向在光錐中的任何點是時間和歐幾里德空間─時間可以認為僅僅是一個計算實空間─時間的答案的數學手段。當人們試圖統一引力和量子力學時，必須引入實的『虛』時間的概念。虛時間是不能和空間方向區分的。如果一個人能往北走，他就能轉過頭並朝南走；同樣的，如果一個人能在虛時間裡向前走，他應該能夠轉過來並往後走。這表明在虛時間裡，往前和往後之間不可能有重要的差別。另一方面，當人們考察『實』時間時，正如眾所周知的，在前進和後退方向存在有非常巨大的差別。這過去和將來之間的差別從何而來？為何我們記住過去而不是將來？」

對於用虛時間給宇宙論帶來的好處，霍金更是說得直接了當。他說：「如果宇宙確實處在這樣的一個量子態裡，在虛時間裡宇宙就沒有奇點。所以，我近期的工作似乎完全使我早期研究奇點的工作成果付之東流。但是正如上述所指出的，奇點定理的真正重要性在於，它們指出引力場必然會強到不能無視量子引力效應的程度。接著導致也許在虛時間裡宇宙的尺度有限，但沒有邊界或奇點的觀念。然而，當人們回到我們生活於其中的實時間，那兒仍會出現奇點。陷進黑洞那位可憐的航太員的結局仍然是極可悲的；只有當他在虛時間裡生活，才不會遭遇到奇點。

上述這些也許暗示所謂的虛時間是真正的實時間，而我們叫做實時間的東西恰恰是子虛烏有的空想產物。在實時間中，宇宙的開端和終結都是奇點。這奇點構成了科學定律在那兒不成立的空間時間邊界。但是，在虛時間裡不存在奇點或邊界。所以，很可能我們稱之為虛時間的才真正是更基本的觀念，而我們稱作實時間的反而

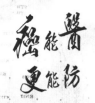

是我們臆造的，它有助於我們描述宇宙的模樣。但是，按照我在第一章所描述的方法，科學理論僅僅我們用以描述自己所觀察的數學模型，它只存在於我們的頭腦中。所以去問諸如這樣的問題是毫無意義的：『實』的或『虛』的時間，哪一個是實在的？這僅僅是哪一個描述更為有用的問題。」

霍金為宇宙設立的虛時間令宇宙發生論由實時空的大爆炸宇宙論進入虛時空的量子宇宙論。虛時空的量子宇宙論治好了大爆炸宇宙發生論，給現代天文物理學帶來的三個嚴重的頭痛症：所有物理定律都在奇點處失效、光線也不能從奇點處逃脫、大坍塌時導致時光倒流。現代天文物理學因此而更上一層樓。

在這裡，我們看到的霍金，似乎不太像是一個著名的物理學科學家，他更多一點像個"內行"的玄學家。對虛無與實有這一對陰陽，他不但能做恰如其分的解釋，而且還能把它"應用"在科學上，這真的或許會令不少資深的玄學家自嘆不如呢！

三、超光子論

1967 年，物理學家范伯格（GeraldFeinberg）提出了理論上存在超光速粒子的假設。他將這種粒子命名為超光子（achyons）。這種超光子有以下特質：它的質量是個以 i 為單位的虛數，當它增加能量時速度減小,而損失能量時速度增加,它最低的速度是光速。在數學上它沒有違反相對論,但它卻導致時光倒流和令因果關係遭到破壞,至今仍然無法在實驗室找到超光子。

這種超光子在理論上是由科學推導出來的,但它卻未顯示科學實有的本來面目,相反,它卻是虛玄而不可見的東西,這不正是科學玄理化赤裸裸的體現嗎?!

四、超弦論

連天才科學家愛因斯坦也不能解決的物理學的一個終極難題,這就是"統一場論"。因為科學物理學至今為止,只解決了宇宙中四種"基本力"的其中三種,包括電磁力、強作用力及弱作用力的問題,並且已經將它們納入了標準模型,但卻未能把重力,即萬有引力納入其中。

如果能把重力納入其中,完成"重力場量子化",就能實現愛因斯坦所夢想的"統一場論"─重力場與電磁場合一,完成物理世界的統一大業。當科學在發展的胡同裡遇到這堵與天齊高的大牆時,一往無前的科學家是不會就此停步的!唯一的方法就是跨越它!於是,科學家創立了"超弦論"。

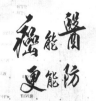

"超弦論"是被一些人看好的統一場理論。我並不是粒子物理學家,更何況早已有著名科學家聲稱"介紹超弦理論至少應該辦五十場演講才比較適當,一次就想交代清楚是不可能的,"所以在這裡我並不打算去詳述超弦論的歷史及其理論,我只對它的重要部分進行剖析。粒子物理學家是這樣描述的:

1、弦論

所有粒子都是一根弦:開弦或閉弦。

弦有兩個反方向的作用力:一是張力,使弦的兩端拉近;另一個是加速力,使弦兩端分離。此一內收的張力非常強勁,每根弦上的張力約為十至十三噸左右。

基本元素:一維。

時空預測:十維。

理論狀態:含有五種不同的弦論版本。

2、超弦論

粒子的對稱及超對稱關係令弦論變為超弦論:

所有粒子都有超伴子,稱為超粒子。

每一種玻色子有一個費米伴子。

每一種費米子也有一個玻色伴子。

3、M 理論

把弦論各種版本間的對偶性統一而產生所謂的 M 理論：

基本元素：二維。

時空預測：十一維。

時空描述：當接近某種狀態時，會近似於有某個維數的物體，存在於某種形狀的時空中。因此，時空中包括時空本身，實質是一團混沌。

理論狀態：涵蓋五種弦論版本，它們其中是互為對偶關係。

4、我的剖析：

從上面三種理論我們看到了弦論的三個不同發展階段，即由弦論到超弦論再到 M 理論。通觀三種理論，我們看到了玄學所稱之"道"，那就是陰陽之道貫穿其中！三個階段都是遵循道的規律進行演化：

弦論首先改變了科學的傳統觀念，把粒子變成弦，於是點變成線、零變成壹、零維變成一維、陰變成陽、無極變成太極，這就是道生一。接著，超弦論進一步闡明粒子的所謂對稱與超對稱性，以及 M 理論中所述的所謂對偶性，這實質上與玄學所稱的陰與陽是一致的，也是道即陰陽在超弦論中的具體顯現。而從弦論的一維到 M 理論的二維，這與道所闡述的一生二相吻合。至於 M 理論關於時空的描述，與我在"玄學理論核心的本質"這個章節裡所論述的道的時空性、階段性在實質上是完全一樣的！

誠如物理學家所言：「弦論唯一的弱點在於至今還沒有任何實驗證據的支持。」這種本身已違背科學實有精神的理論，卻反而被科學應用於解決科學物理學的極終難題，你或許會感到十分錯愕。但當你看過我所論述的觀點之後，你就會明白，只有讓科學玄理化，才能令科學更上一層樓。正是這種粒子物理科學的玄理化，解決了連科學大聖愛因斯坦也解決不了的物理學極終理論，即統一場論！在這裡，我特別摘錄臺灣大學物理系高湧泉教授對超弦論的一段深刻論述：

「我們可以這麼說，二十世紀物理的成就在於能夠創造出這麼一個局面。可是這一番榮景背後隱藏了危機，因為量子力學和廣義相對論有深刻的矛盾之處。簡略地講，廣義相對論違反了量子力學中的〈測不準原理〉，所以我們得要修理廣義相對論以適應量子力學，或反過來，或兩者都得修理。總之，必然得有一門稱為量子重力論的學問，能夠完美地包容量子力學和廣義相對論。尋找量子重力論極端困難，主因之一是欠缺實驗的引導，因為沒有又小又重的粒子，可以拿來實驗。

最被看好可以奪取量子重力論頭銜的理論就是弦論，其他競爭者都有更明顯的缺點。弦論的基本假設是：一切基本粒子其實都是極小一段，類似弦一樣的物體。這一段弦可以是封閉的，也可以是開放的。弦有各式各樣的振動模式，每一種模式就代表一種粒子。

尤其重要的是，可以形成重力波的重力子也是振動模式之一。一旦我們將量子力學法則施用到弦上頭，就會得到包含重力子的量子論。進一步的數學推導可以證明愛因斯坦理論是弦論的一部分，其他三種基本交互作用也可以很容易地融入弦論裡。

由於沒有實驗可以證明，弦論的野心就是要把宇宙的一切給算出來，才能令人信服。偏偏弦論就有一些特色讓人不知如何對待。特別是時空維度必須是十，就是說有九維空間和一維時間。如果不是如此，數學矛盾就會出現，弦論就沒有存在的餘地。一般認為這多出來的六維空間非常之小，平常尺度的實驗偵測不出這些多出來的維度。不過弦論也還沒成熟到能夠講清楚為什麼只有六維空間會縮小，它們具體的模樣又是什麼。總括來說，弦論還有很多難關要過。過去幾年的發展顯示，它的確是一個沒有矛盾的量子重力論，這已經是難能可貴的成就，也是它火紅的原因，但究竟是不是這個宇宙的量子重力論就還不得而知了。很多人相信正確的量子重力論一定非常美，只要一看見，就知道它是對的。」

高教授在這裡給我們的啟示是，儘管超弦論還有缺陷，但它卻已經有"難能可貴的成就"。高教授還有以下耐人尋味的論述：「我自己難免有時懷疑弦論終究還不夠瘋狂，所以不夠美，所以還不是正道。」他說得對極了！超弦論的確不是科學的正道，它跑到玄道上來了！最後他更不自覺地一語道破了天機：「兩年前，美國哥倫比亞大學教授葛林（B.Greene）寫了一本《優美的宇宙（TheElegantUniverse）》，對大眾宣揚弦論，居然成為暢銷書，也獲選為科普好書。我還不甚瞭解，這些玄之又玄的理論對一般人的魅力到底在哪裡。」

原來，超弦論是玄之又玄的理論。它實際上並不是宣揚實有的科學理論，而是近似描繪虛無的玄學理論。這是科學家的無奈？抑或是科學家的不甘？

5、弦字新解

當科學物理學產生了弦論，就令我更加讚美中國人的聰明才智，我作為中國人的一分子，亦倍感榮幸。這就是我們祖先所發明的象形文字！它既有形體，又有象義！就以弦字為例，你看，弓字加上一個玄字，將會是一個怎樣的狀況？這就是令這張弓變得很玄了！不是嗎？就是因為這張弓上有了這條弦，當把箭搭在這條弦上時，它的結果會是怎樣？它的結果是變幻莫測：它可能令天上一隻疾飛的雄鷹應聲跌落；它可能令一隻狂奔的野狼瞬間倒下；它更可能令一個威猛的武士即時喪命……！真是太玄了！而琵琶有了這根弦，當把手按在這根弦上時，它的結果又會是怎樣呢？它的結果也同樣是變幻莫測：你時而聽到柔情似水的琴聲；你時而聽見鏗鏘如鋼的弦音……！真是太妙了！

然而，宇宙也竟然有如此的時空錯亂，它在二十一世紀卻把這根弦安裝在這艘高速奔馳的科學快艇的物理學物件上！正是這根弦，令"二十一世紀的物理意外地掉進二十世紀"！也正是這根弦，令科學的物理學演奏出統一場論的嶄新的"管玄"樂章！以我的觀點，從玄學思維出發，真理具有時空性，說不定這根弦還能奏出統一場論，並不是物理科學的終結這一個弦外之音呢！

五、虛質量

弦論還讓物理學家發現：處在基態的弦不只是無質量，事實上還應該具有"虛質量"《質量的平方為負數》才對。而跑得比光速還快、具有虛質量的超光子（tachyons），在理論上並沒有違背相對論。我們知道，虛與實就是陰陽的一對，這裡的虛質量實際就是陰、就是陰物質、就是陰物！這就是玄學而不是科學！虛質量的論點，就是科學玄理化的具體體現。

六、暗物質與暗能量

現代天文學居然聲稱，這個宇宙被我們所見到的物質，包括所有星際物質在內，只佔構成宇宙物質成分總量的 4% 左右。在剩下的宇宙成分中，暗物質約佔 23％，而暗能量約佔 73％。但是這些所謂的暗物質與暗能量，沒有一個科學家知道它究竟是什麼，看不見、摸不著、測不到！這居然也能稱為現代天文學的科學理論！為了讓科學的天文學能繼續向前發展，看來天文學家真的不得不讓科學的天文學玄理化了，因為不這樣，便不能解釋宇宙為什麼一直在膨脹，而不是在收縮。

天文學在初期所描述的宇宙，是認為宇宙由大爆炸而產生，自那一刻開始，宇宙便藉著大爆炸的動能開始脹膨，但隨著宇宙的不斷增大，動能最終抵不過重力，脹膨減慢以至停止，於是宇宙轉而收縮變小。但是在實際的觀測中，卻不是這樣，宇宙脹膨不但沒有減慢，反而是以等比級數的速度不斷的膨脹，而且體積越來越大，於是暗能量的概念就此出現。

有科學家認為，這種暗能量是一種真空能量，空間越多，這股能量會越大，宇宙膨脹的速度也因此越來越快，因為這是難窺其貌的一股不明的能量，所以稱之為暗能量。暗物質與暗能量並不是科學的實有，它是玄學的虛無，當把它用在科學的哲理上，就是道道地地的科學玄理化！

第四節　玄學的超時空前瞻性

　　與科學相異的是，三千年前玄學理論的跨時空前瞻性不能不令我們這些生活在科技發達時代的後人感到驚嘆！請看：

一、陰陽與原子結構

　　「萬物負陰而抱陽。」老子的這句話是指萬物都含有一對陰陽，它們既對峙又互相依存，萬物都具有這個特點。爾後再經歷遙遙兩千年之後，科學才"曉得"這個道理。

　　科學證實物質由原子所組成，原子由帶正電的原子核和帶負電的電子所組成。就連組成質子、中子、電子等實物粒子和光子的"極限粒子"，亦即中微子，也是由一個更加極微小且具有正電荷的粒子和一個更加極微小且具有負電荷的粒子組成。你看，這個正電和負電不就是老子所說的陰陽了嗎？！與其說是科學在兩千年後"證實"了老子所說的話是正確的，倒不如說，玄學確實有跨時空的前瞻性。

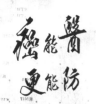

二、周易八卦與計算機

三千年前的周易，是中國玄學的名著，被譽為諸經之首。在號稱中國古代百科全書的《四庫全書》中，《易經》傲居其首。它是一本以八卦為主體，以六十四卦為根基，以信息預測而聞名中外的所謂"無字天書"。

易經在中國三千年的歷史發展長河中，發揮了玄學四維思維的優勢，在政治、經濟、軍事、科技各個領域中起了重要的指導作用。它不但使古老的中華文化經數千年之久而不衰，毅然屹立於世界的東方，更令中華民族在科技領域方面長期處於世界領先地位。假如對易經的哲理能融會貫通，做到運用自如，那麼，就可以"文定國，武安邦，上報國、下救民"。

Leibniz 計算機的發明是近代科技得以高速發展的重要因素之一。十七世紀下半葉，德國科學家萊布尼茲（G.W.）從周易八卦圖中的陰爻陽爻的陰陽二元論悟出了二進制板，從而發明出世界首部計算機，震撼了整個科學界，周易也因此而獲得"計算機之父"至高無尚的榮譽。而另一個版本則是，當德國科學家萊布尼茲發明出世界首部計算機之後，驚訝的發現，他所採用的二進制板原理，竟然與中國三千年前的周易八卦圖中的陰爻陽爻的陰陽二元論相一致！

不管那個版本是真確的，中國的燦爛文化始終得到這位享譽世界科學界的名人萊布尼茲的高度讚揚，他認為，中國的燦爛文化是歐洲科學實踐的源泉。比利時諾貝爾物理學獎金獲得者普里高津則認為：十七世紀是歐洲科學的黃金時代，也是歐洲人民開始同中國文化接觸的時代。中國的玄學哲理對於那些想擴大西方科學範圍和意義的哲學家和科學家來說，始終是個啟迪的源泉。

一九四六年，名為"電子數值積分器與計算機"的第一台電腦問世，自此之後，人類便逐漸進入了這個變幻莫測多姿多彩的電腦世界，人類的科技生活面貌也隨之煥然一新。中國的玄學哲理在三千年後才被科學"發現"，並把它安裝在科學快艇的重要物件上。科學這種質變性的高速發展，事實上是拜玄學所賜，但可惜的是卻隔了三千年之久，這是否會令人感到有點唏噓不已了呢？

三、《黃帝內經》論臟

1、腎主骨：

《黃帝內經》是中醫的經典名著，在經過漫長的歲月，歷盡無數滄桑之後，它至今仍然是一部既能指導古代人，也能指導現代人的不朽醫書。它在跨越兩千年的時空之後，仍舊是現代中醫師的指導理論。當你腰骨痛去看中醫，中醫師告訴你，你關節疼腰骨痛的根源在腎，是腎虛所致。為什麼中醫師會這樣論證呢？中醫師之所以這樣診斷，是根據《黃帝內經》所說"腎主骨"的中醫經絡理論而做出的。

《黃帝內經》之素問篇說：「五臟所主：心主脈，肺主皮，肝主筋，脾主肉，腎主骨，是為五主。」中醫認為，人體臟腑有它的所屬經絡，腎有腎經，而腎經的特點包括有三個方面：腎臟、骨……腎主骨、腎開竅於耳。骨痛則表示骨有毛病，而產生這毛病的原因，是因為腎經經絡內的正氣太弱所致，由於正氣太弱，也就是所謂的腎氣虛，導致邪氣入侵而堵塞經絡，於是便產生骨痛現象。

但在西醫看來，腎就是腎，骨就是骨，在解剖學上是不同的組織器官，腎有病是腎本身的毛病，骨有病是骨本身的毛病，怎麼能把骨的病與腎扯在一起呢？！因此，這樣的診斷是沒有科學根據的，是十分荒唐可笑的。但是，"腎主骨"這種被稱為荒唐的論點，恰恰正好被不情願的西醫給證實了。

首先看看西醫又是怎樣診斷這種腰骨痛症的呢？西醫講求實證，所以做了 X 光檢查，於是醫生拿著檢驗結果振振有詞說：「你的腰椎骨質增生，你的腰痛是因骨質增生刺激周圍神經而起的，與腎沒有任何關係，說你的腰骨痛是由腎引起的，這實在是無稽之談！」從純西醫的這個陳舊觀點來看，這個醫生的說法似乎是正確的。但是，科學是不斷地在前進的，既然要講科學，那麼，也讓我來講講關於這個引起骨痛原因的科學吧！

正是科學西醫的解剖學告訴我們，腎臟是維持身體物質平衡一個很重要的器官，在顯微結構下，腎臟由許多腎小球與腎小管所組成，而腎小球與腎小管卻各自擔負著相反的使命：腎小球具有過濾功能作用，它的使命是把血液中有用或並非多餘的物質通過過濾而留下，將無用或未能吸收或多餘的物質當作廢物變成尿液排出去，以維持身體的物質平衡；腎小管則與此相反，就是把尿液中未能吸收且並非多餘的物質再吸收，同時回收至血液中。這是一個正常且健康的腎臟分工。

可是，情況發生了不可想像的變化，它們陰差陽錯地交換使命：腎小球過濾功能失效，有些無用或多餘的物質，不但沒有變成尿液排泄出去，反而被當作有用之材繼續留在血液中；另一方面，腎小管的再吸收功能失效，不但不能把並非多餘的有用物質再吸收，相反地卻把尿液中無用或多餘的物質，諸如尿酸等重新當作有用物質吸收回血液中。這是個功能失調的腎臟！尿酸是體內普林代謝的最終產物，主要由腎臟排出，但這個功能失調的腎臟卻將不應再吸收的多餘尿酸回收或留在血液中。

嚴重的問題終於來了，功能失調的腎臟令體內的尿酸量過剩，

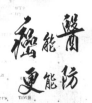

使尿酸過多地堆積在體內，造成血中尿酸過多，形成高尿酸血症。高尿酸的血液重新由心臟供給全身。而血液是無孔不入、無處不到的！當多餘的尿酸隨血液到達骨關節時，尿酸鹽就會沉積在關節周圍，令關節出現炎症疼痛，久而久之，還會令骨關節產生骨質增生或骨質疏鬆等現象，骨因此而產生疼痛。

科學走到這一步，才如夢初醒：腎主骨？多麼希望它只是一場夢啊！因為科學並不情願它是一個"事實"！科學的西醫學告訴我們，腎臟功能失調導致尿酸過多，尿酸過多導致骨關節發炎並發生疼痛，日久還會致使關節產生骨質增生或骨質疏鬆症。這與中醫的腎虛導致骨痛、"腎主骨"之說又何其相似呢！

可惜的是，這種"認知"，科學的西醫竟然比玄學的中醫晚了兩千年！科學這種不情願的"證實"，不正是玄學的跨時空前瞻性又一個很好的例證嗎？

2、脾主肌肉：

當一個病人向中醫訴說他患有胃下垂，中醫師會告訴他，這是因為他的脾經經氣虛弱之故。中醫認為，脾主肌肉，並且指出：脾氣宜升、胃氣宜降。脾經為屬土之陰經，胃經為屬土的陽經，此兩條經絡互為表裡，相互影響。脾虛導致脾氣不升，脾氣不升則引起內臟下墜。常見的病症有胃下垂、子宮下垂、大便後脫肛等。

　　那麼，西醫又是怎樣診斷的呢？西醫認為，胃下垂的原因是因為括約肌無力所致。你看，這種看法似曾相識，這不就是中醫所說的脾主肌肉嗎？脾虛者，氣不足，肌肉自然就無力！中西醫在此"不謀而合"，但遺憾的是，中醫竟然"謀了"兩千年之後才能與西醫"合"！時空的差異，足足長達兩千年之久，你是否又因此感到有點訝異呢？

四、六十四卦與基因 DNA

1、術數的定義

　　《黃帝內經》云：「法於陰陽，和於術數。」這句千古名言的意思是，宇宙的規律和方法來自於陰陽，而這些規律和方法的運行和掌握則有賴於術數。那麼，又什麼叫術數呢？《四庫全書總目》有以下描述：「物生有象，象生有數，乘除推闡，務究造化之源者，是為數。」這種數並不是我們現在所學數學的數，它是與"象"有密切關係的數，我們給它一個名字，稱它為"象數"。

　　古人認為"八卦成列，象在其中"，這就是說，八卦含有物象信息於其中，並認為"伏羲畫八卦，由數起"，也就是說，這些物象信息的產生，來源於數。這就是所謂"象以定數"，"數以證象"。由此我們可以說"象中蘊數，數中藏象"。

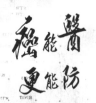

當明白了數與象的關係之後，我們就可以給術數下一個確切且前無古人的定義：運用象數技術的數理學問，就稱為術數。因為它是象，"在天成象"，所以它是形而上；因為它是數，"在地成形"，所以它是形而下。因此運用象數技術這種數理學問的術數既是形而上也是形而下的，它運用貫穿於五術之中。

2、術數的玄機

（1）道的演變

「一陰一陽之謂道。」這句話是在論道，但這個道就已經包含了數。一陰一陽若只按數目而算之即為：一陰加一陽就是 1+1=2，既然道就是一陰一陽，所以，這個 2 就代表道。不要小看了這個 2 字，由它開始，便可以像孫大聖那樣神通廣大，變化無窮。為什麼呢？因為它代表了道！請看：

2 的 0 次方 =1

2 的 1 次方 =2

2 的 2 次方 =4

2 的 3 次方 =8

2 的 6 次方 =64

在這裡，作為陰陽之道的 2 是貫穿這個變化的全過程。它的變化從它的次方 0 開始，可以解讀為：

0 是一點，

1 是一條弦，

2 是一個面，

3 是一個體。

你看，這個道經歷了由無到有，由點到弦、到面、到體的演化，亦即是從零維到一維、到二維、到三維的演化。以下就是道的形象演變過程的真實含義：

2 的 0 次方 =1　義一，當 2 這個道的次方是 0 時：道是無，零維；義二，等於 1 即無極變太極。

2 的 1 次方 =2　義一，當 2 這個道的次方是 1 時：道生一，一維；義二，等於 2 即太極生兩儀。

2 的 2 次方 =4　義一，當 2 這個道的次方是 2 時：一生二，二維；義二，等於 4 即兩儀生四象。

2 的 3 次方 =8　義一，當 2 這個道的次方是 3 時：二生三，三維；義二，等於 8 即四象生八卦。

2 的 6 次方 =64　義一，當 2 這個道的次方是 6 時：三生萬物，六維；義二，等於 64 即得六十四卦。

2 的 6 次方可看作是 $2^3 \times 2^3$，即 8 乘以 8 等於 64 。

這 6 維空間由兩個三維空間所組成：一個是可見的三維空間為陽，另一個是不可見的三維空間為陰。就如一個卦有上卦下卦的道理一樣：

上卦有三爻在上，上為外卦，屬陽，所以上三爻是形而下，形而下是看得見的器，即看得見的三維空間；

下卦有三爻在下，下為內卦，屬陰，所以下三爻是形而上，形而上是看不見的道，即看不見的三維空間。

三生萬物，是因為三維是立體空間，它可以令萬物在這個空間裡化生。無獨有偶，DNA 遺傳基因也是三聯密碼，也正是這個三聯密碼化生出世間千萬物種。而當看得見的三維與看不見的三維結合時，也就是形而下的陽與形而上的陰結合時，便得到一個在 2 這個道的陰陽時空裡的極限變數六十四，在卦象上所稱是為六十四卦。千萬種物象皆由六十四卦演繹而來。我們從這裡就清楚地知道了，原來在術數裡確實藏有玄機，這就是道的玄機。

（2）逢七必變

a、弦論的六維到哪裡去了？

從道的演變我們知道了六維空間是由一個形而上的道與一個形而下的器結合而成，所以這個六維空間實質上就包含有六十四種卦象。由此便可以解釋超弦論的十維與十一維：

弦論的時空預測是十維，但令科學家不解的是，我們為什麼只可以感知四維的長、寬、高和時間？但我們卻不可以感知六維？究竟這十維中的六維到哪裡去了？是被捲縮成極小的範圍，還是……？沒有人知道！

其實這六維就正如上所述的那樣，由於看得見的三維與看不見的三維相結合，其結果是令這六維已化為極限變數六十四象，既然是象而不是器，所以它是看不見的，因此這個六維空間是看不見的。但它卻能隨時與四維結合而現形，就是以六十四象與四維結合而現形，由此而衍生出萬物萬象。

六十四個遺傳密碼（脫氧核糖核酸）DNA 不是已經與我們這個四維結合而衍生出萬物了嗎？！而且，它仍然一如既往地默默待命，隨時為四維時空效命。

b、M 理論的時空預測是十一維，為什麼又多了一維？

原因是它所闡述的對偶性。既是對偶，就一定有中軸做為其對偶的必備條件。那麼，它以什麼為中軸呢？弦論的十維減去四維之後所得的六維只有以時間為中軸，即六維加上時間一維得七維。所以七維加四維便得十一維，這就是 M 理論時空預測的十一維。應該指出的是，以陰陽論剖析十一維時空，四維的時間一維是實時間，則七維的時間一維應該是虛時間。

七維的時空就是所謂的"七重天"。這個天是在六維空間之上，由於有一維虛時間貫穿其中，因而它隨時可變，而且變化無窮。所以術數有話"逢七必變"。這是術數的玄機之一，但歸根究

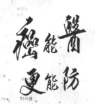

柢，也是道的玄機之一。

c、逢七必變：

科學的逢七必變：生理學家告訴我們，人身上的細胞七年新陳代謝一次。換句話說，你的軀殼七年死一次。

西醫的逢七必變：G蛋白偶聯受體（GPCR）來回穿膜七次，又稱七次穿膜受體。通過用受體直接做實驗，令研製新藥快速省時，並能達到對症下藥而無副作用。因炎症服食抗生素，必須連服七天。

中醫的逢七必變：相對於上述科學的逢七必變，黃帝內經則在三千年前已經言明，並描述得更為詳盡：女子七歲腎氣盛，齒更髮長。二七而天癸至，任脈通，太沖脈盛，月事以時下，故有子。三七，腎氣平均，故真牙生而長極。四七，筋骨堅，髮長極，身體盛壯。五七，陽明脈衰，面始焦，髮始墮。六七，三陽脈衰於上，面皆焦，髮始白。七七，任脈虛，太沖脈衰少，天癸竭，地道不通，故形壞而無子也。中醫針灸連針七日為一個療程。

天文的逢七必變：《七曜》就是日、月、火星、水星、木星、金星、土星七星下至人間，一日一易，七日周而復始。

基督教的逢七必變：西方七日一次禮拜的宗教活動。

佛教的逢七必變：對死去的人安拜，有《作七》的習俗。要一連作七個七日：頭七至七七，共四十九日。

神學的逢七必變：聖經七原則。聖經說，你要饒恕人不是七次，而是七十個七次。

馬可福音：過了六天，耶穌帶著彼得、雅各、約翰，暗暗的上了高山，就在他們面前變了形象。

創世紀：神賜福給第七日，定為聖日。因為這天，神歇了他一切創造的工，就安息。

啟示錄：第七位天使吹號，天上就有大聲音說，世上的國成了我主和主基督的國。

啟示錄：第七位天使把碗倒在天空，就有大聲音從殿中寶座上出來說，成了。

啟示錄：我又看見一個新天新地。因為先前的天地已經過去，海也不再有了，這是對撒旦的第七個大懲罰。

天干的逢七必變：甲、乙、丙、丁、戊、己、庚、辛、壬、癸。十天干任取一位當第一位，到了第七位會剋壞第一位，這個原則八字學稱之為七殺。此乃一凶星。例如：甲為第一位，庚為第七位，庚剋甲。以此類推。庚屬金，甲屬木，金剋木是宇宙的五行絕對規律。

地支的逢七必變：子、丑、寅、卯、辰、巳、午、未、申、酉、戌、亥。十二地支任取一位當第一位，到了第七位會沖壞第一位，這個原則八字學稱之為六沖。例如：子為第一位，午為第七位，午沖子。以此類推。子屬水，午屬火，火炎水灼是宇宙的五行相對規律，水灼的結果是水會被蒸發乾。

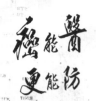

歷史的逢七必變："七七事變"即1937年7月7日的"盧溝橋事變"，此乃抗日戰爭全面爆發之導火線。

3、六十四卦與DNA

易傳的《系辭傳・上》：「易有太極，是生兩儀，兩儀生四象，四象生八卦。」八八六十四卦。這個三千年前所揭示的六十四卦，竟然與今日科學所揭示的六十四個遺傳密碼（脫氧核糖核酸）DNA的數目相同。玄學認為，千萬物象的變化都來自六十四卦。科學認為，千萬物種的生成都出自這六十四個遺傳密碼。這是歷史的偶然？這是時空的錯合嗎？！

西方著名哲學家、比利時籍華人潘宜甲這樣評論：「世界公認的二十世紀最大發明之一，即脫氧核酸（DNA），二十多位學者因此而獲得諾貝爾獎，殊不知千真萬確此乃中國幾千年前之發明。」1962年10月，瑞典卡羅林斯卡醫學院諾貝爾生理學或醫學獎評選委員會宣佈，把諾貝爾生理學或醫學獎授予英國的莫里斯・威爾金斯和法蘭西斯・克里克、美國的傑姆斯・沃森。這是因為他們發現並證明細胞核DNA的雙螺旋結構。而這個發現對於研究和認識生命現象與本質具有重要的意義。

1966年，尼倫伯格與印裔美國科學家霍拉納宣佈基因密碼六十四種密碼子已全部被破譯。遺傳密碼的破譯，是生物學理論與實踐上的一個重大突破,是科學生物學的新里程碑。尼倫伯格和霍拉納因此而榮獲 1968 年諾貝爾生理學醫學獎。美國科學家尼倫伯格在解讀核酸語言方面的突破被認為是二十世紀六十年代分子生物學和分子遺傳學的一項偉大成就。

有關遺傳密碼研究所取得的一系列成果,以及六十四個遺傳密碼的劃時代發現,無可辯駁地證明中國玄學思維的跨時空前瞻性:現代科學揭示的六十四個遺傳密碼居然與三千年前中國的《易經》六十四卦所揭示的全部物象天衣無縫地相對應!西方科學家為此感到震驚:"《易經》令人難以置信而又令人驚奇地接近真理"、"世界上所有生物的遺傳密碼,似乎都存在中國古代易學的數理關係之中。"

南京大學李州教授在《易經綜述》一書中對此有精彩的論證:「生死是互根的,沒有死就無所謂生,沒有生也不可能有死。合成細胞的能量要從老細胞的分解中獲故里;只有老細胞的死亡,才有新細胞的產生。分解和複製是同一個過程;坤卦和乾卦只是生與死的關節點罷了,它們是連續的既封閉又開放的過程。從體現事物對待關係的六十四卦靜態方圖中,從六十四個生命密碼子的對應關係與合成生命過程的卦義及密碼子功能的對應關係中,我們不難看出 mRNA(核糖核酸)的密碼子 u、c、a、g(尿嘧啶、胞嘧啶、腺嘌呤、鳥嘌呤)和太陰、少陰、少陽、太陽的對應關係。把克里克原

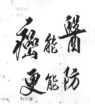

模式的第二和第三鹼基序列調一調，就正和原方圖的對待關係一一對應。更可貴的是，作為起始密碼的 aug，正是風巽雷震動的益卦；作為停止密碼（ugg）的，正是隱沒無蹤的天山遁。另一個停止密碼 uaa 對應於蹇卦：山上大水沖下來，路上行走困難。uag 沒有對應的氨基酸，也不翻譯蛋白質，它的對應卦是漸卦。我認為它是一種調節基因，屬於開關調控系統的基因。以四象為鹼基進行組合，成六十四卦。每個卦對應於一個密碼子，每個密碼子都有反應的密碼子。tRNA 帶有相應的氨基酸，在核糖體上 rRNA 的幫助下連結成氨基酸鏈，進一步組成蛋白質。由此可知，構成生命體的細胞分解與組合過程與《易經》八卦是一致的。」

周易的卦，就是術數的典範。六十四卦的卦象在跨越三千年時空之後，印證了當今最前衛的生命科學遺傳基因的六十四個密碼！對於科學思維而言，這無疑是一件令人難以置信而又令人十分驚訝的事件；但對於玄學思維而言，它不值得大驚小怪，因為它的思維確實是很"前衛"的呀！

五、宇宙發生論

現代天文學的主流理論認為，宇宙是在 137 億年前由一個針尖大的奇點產生大爆炸而形成。也就是說，這個宇宙，即我們現在所看見的萬物，都是由這個什麼都沒有的奇點中產生的。說得明白一點，我們這個宇宙是從無中生有的。

這個大爆炸的宇宙發生論是對老子"萬物生於有，有生於無"的玄學理論的科學印證。從時空角度而言，它儘管落後了兩千年，但它仍舊稱得上是"遲來的春天"，因為它為玄學帶來了跨越兩千年後才開的一朵亮麗的天文科學鮮花。

六、愛因斯坦談中國科學

中國近百年來，除了如下所述的兩個原因外，主要原因是因為清朝末年的各種腐敗，以及西方列強的侵略，加上國內連年戰爭致使中國的近代科技遠遠落後於西方世界，中國昔日的輝煌不再，喪權辱國的不平等條約、割地賠款，令這個泱泱大國承受著前所未有的恥辱。與中國這個時期的積弱相反，西方世界憑著他們的帝國主義掠奪及殖民所得的經濟繁榮，更加加速了科技的發展。儘管中國有五千年的光輝文化，但在現代科技方面，也不得不向西方俯首稱臣。

儘管當時中國的科技是如此的落後，然而玄學的跨時空所發出的光輝並未因此而失色。現代科學巨人愛因斯坦在談論近代中國科技落後時似乎有點悲哀，但是他卻是一語驚人：「西方科學是以兩

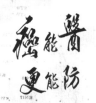

個偉大成就為基礎的，那就是希臘哲學發明的形式邏輯體系，以及通過實驗可能找出的因果關係。在我看來，不必為中國聖哲未曾邁出這些步伐而感到驚訝。更使人驚訝的是這些發現中國居然都已完成！」

很顯然，他的這句話一方面是肯定了西方科學之所以能在短短數百年內迅速發展的兩個基礎原因，另一方面，他也對中國古代科學技術的成就十分讚嘆和驚訝，儘管中國並無這兩個基礎，但它卻"居然"能把這些"發現"做出來。是什麼原因能讓中國自西元一世紀至十五世紀在科學技術遙遙領先於西方呢？這包括聞名於世的"造紙、印刷、火藥、指南針"四大發明，以及紡織、天文、冶煉、造船……等科學技術諸方面。中國在科學技術方面的這些成就確實令他感到"驚訝"和不解。

不錯，儘管中國曾在科學技術方面一度領先西方世界，但正如愛因斯坦所言，中國的聖哲並無邁出這兩步。這從三玄之一的莊子所述的一則寓言，便可見一斑：

桓公讀書於堂上，輪扁斲輪於堂下，釋椎鑿而上，問桓公曰：「敢問：公之所讀者何言邪？」公曰：「聖人之言也。」曰：「聖人在乎？」公曰：「已死矣。」曰：「然則君之所讀者，古人之糟魄已夫！」桓公曰：「寡人讀書，輪人安得議乎！有說則可，無說則死！」輪扁曰：「臣也以臣之事觀之。斲輪，徐則甘而不固，疾則苦而不入，不徐不疾，得之於手而應於心，口不能言，有數存焉於其間。臣不能以喻臣之子，臣之子亦不能受之於臣，是以行年七十而老斲輪。古之人與其不可傳也死矣，然則君之所讀者，古人之糟魄已夫！」

這個寓言大意是這樣的：戰國時期齊國國君齊桓公在朝堂上讀書，輪扁在堂下砍削車輪，他放下錐子和鑿子走上朝堂，問齊桓公：「敢問，你所讀的書裡說了些什麼？」齊桓公說：「是聖人說的話。」輪扁問：「聖人還在世嗎？」齊桓公說：「已經死了。」輪扁說：「那麼國君讀的書，都是古人的糟粕啊！」齊桓公不高興地說：「我在讀書，修車輪的你不得妄加評論！說得出道理來還可以原諒，說不出道理來那就得處死！」輪扁說：「我以我所做的工作觀察到。砍削車輪，慢砍削則甘而不固，快砍削則苦而不入。唯有不慢不快，得之於手而應之於心。我的口沒辦法說出其中的道理來，但卻有數存在於心中。我沒法把它傳授給我的兒子，我的兒子也沒法從我這兒得到它，所以我直到七十歲，人老了依然還要砍削車輪。古時候的人和他們不可言傳的技能一起死掉了，既然是這樣，則國君所讀的書，都是古人的糟粕啊！」

莊子這則寓言的題目是"知者不言"。這則寓言說明一個道理，就是沒有文化的輪扁製造車輪之絕技，由於古代聖哲只沉迷於聖賢書而未能得到這些有文化的聖哲幫助，也就是未能把他的經

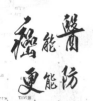

驗、把他的技術進行所謂"形式化",變成指導實踐的理論。正是因為沒有走這些步子,於是掌握了某種科學技術的能人去世時,這些科學技術也跟著他一起被深深地埋在墳墓之中。這也是中國科學技術儘管有著輝煌的歷史,但也未能令科學技術突飛猛進的重要原因之一。

這則寓言,也間接為愛因斯坦解話,中國科技儘管沒有走他所說的兩步,但是古人受中國玄學思維的薰陶,以這種思維去認識和"發現"世界,同樣可以把這些"發現"做出來並加以完成。你看這個輪扁,他"得之於手而應之於心",正是這個形而上的"心",令他"發現"並掌握這個製造車輪的絕技。請記住,他不是通過眼睛、耳朵去"發現"的啊!而是通過"心"去"發現"。這不是科學思維的發現,而是玄學思維的"發現",並通過這個"心"去完成這個"發現"。當愛因斯坦在天之靈明白了這個原因之後,相信他也不會感到太驚訝了吧!

因為這種因素,使得掌握某種科技的人往往採取所謂"言傳身教"之法去傳授,並強調所謂的心神領會,這種以形而上去指導形而下之法,一方面可以把科學的"發現"做出來並加以完成,另一方面,也令科技的傳播產生侷限性,使科學技術不能大眾化、理論化地高速發展。

假如玄學能把形而上之道與形而下之器很好地結合在一起,換言之,假如科學也能加上玄學思維,並把它作為科學發展研究的宏觀指導思維,我相信,中國的科學面貌將會為之一新:對已經過去的歷史而言,近代科技落後的一頁或許會被抹去;對將來而言,中國乃至世界的科學將會出現意想不到的奇蹟。

如果有誰不相信科學,如果有誰反對科學,那這個人就是瘋子。但是,如果有誰以不科學去反對玄學,那這個人就是瞎子;如果這種反對又是十分不理性的,那這個人就是不折不扣的傻子。這就是結論。

第五節　愛因斯坦也"玄"了

當我們知道了時空相對論的內容之後，我們就不難理解，為什麼當愛因斯坦發表時空相對論之後，在世界上竟然只有三個人"懂得"這個理論的真正內涵。你會覺得不可思議嗎？科學家都是人類的精英，他們有著發達的科學頭腦，竟然不懂得愛因斯坦的這個理論，這確實是令人大感意外！

其實，我並不意外，正因為他們是科學家，他們才不那麼容易懂得愛因斯坦時空相對論的真正內涵。科學家是要實證的，他的思維是離不開三維立體實在空間，而愛因斯坦的時空相對論偏偏稍微有所"超越"，他加上了時間，儘管這個時間還未成真正的維，但正是這個時間與空間的結合，便打破了以往科學理論的傳統界限，由科學的三維實物向玄學的四維虛象邁進。

愛因斯坦的時空相對論向世人表明：鄙人也"玄"了！正是他的這種突如其來的"玄"，使當時哪怕是頂尖的科學家也"頭暈眼花"了，"看不清楚"愛因斯坦的時空相對論究竟說了些什麼！據說在相對論創立之初，法國著名物理學家朗之萬說，全世界只有十二個人能懂相對論。甚至還有"全世界只有三個人懂相對論"之說。因為相對論是多數人還難以接受的新理論，因此使得愛因斯坦遭到激烈的反對及遭受無數的攻擊與羞辱。就算是由專家組成的諾貝爾獎審查委員會，也患有這種"頭暈眼花"難治之症，對相對論視而不見，一直把它拒之於諾貝爾獎門外。

後來由於愛因斯坦被推薦為諾貝爾獎得主已八年了，而且名氣鼎盛，只好根據愛因斯坦 1905 年發表光電效應的量子理論，於七年後已經被密立根實驗證實，於是在 1922 年於時空相對論發表十七年後，頒發給愛因斯坦 1921 年諾貝爾物理獎，理由是他對光電效應的理論貢獻和對"理論物理"的貢獻。儘管"理論物理"指的就是時空相對論，卻仍不願意將它白紙黑字的寫上去，這是因為諾貝爾獎審查委員其實也弄不懂相對論，因此審查委員只好"含糊地"寫下"對理論物理的貢獻"為得獎原因之一，由此可以知道相對論真是"玄之又玄"。正是這個"玄"，令它與諾貝爾獎始終無"緣"。

據說還有這樣一個插曲，在愛因斯坦發布廣義相對論不久的一次宴會上，有位記者與英國物理學家愛丁頓爵士開玩笑：「聽說世界上只有三個人懂廣義相對論。」愛丁頓當時若有所思而未立即回答，於是記者問他在想什麼，他說：「我在想那第三個人是誰。」其實愛丁頓認為，懂得廣義相對論的只有他和愛因斯坦兩個人而無所謂的第三個人。因為是他首次"證明"了廣義相對論。

那是在 1919 年 5 月，他到巴西拍攝日蝕時，拍攝了太陽旁邊那顆平時被日光遮住了的星星。根據廣義相對論，質量會引起時空彎曲，像太陽這樣質量很大的物體，一定會令周圍的星光彎曲比較明顯。我們所看到的星星，其實並不是在它真實的位置上，而是有所偏離；就好像我們看水中的蓮梗一樣，水中的梗莖與水面的梗莖成一輕微曲尺形，因此，水中的梗莖並不在它的真實位置上。當年十一月愛丁頓公布了觀察的結果：星星確實是偏離了，他所算出的角度與愛因斯坦的幾乎一樣。這個公布令廣義相對論幾乎成了全世界報紙的頭條新聞，愛因斯坦即時成了科學英雄。然而科學家們卻認為愛丁頓這種觀測並不夠嚴密，因而還是不太相信，對相對論依然充滿疑惑。

甚至一直到了在相對論發表十五年之後的 1920 年，在華盛頓舉行的一次天文學會議上，會議組織者仍然拒絕把相對論做為這個會議可能的話題，不但如此，還 "希望科學的進步會把相對論送到第四維空間之外的某個地方，從此它永遠不會回來折磨我們了。" 由此可見，相對論的 "玄" 不但令眾多科學精英暈頭轉向，而且還把他們折磨得 "痛苦萬分" 呢！那麼，究竟相對論玄在什麼地方呢？請看：

$E=mc^2$

能量等於質量乘以光速的平方，光速是多少？就是每秒行三十萬公里！

　　這個公式向世人宣布，萬事萬物皆能量！

　　這個公式更向世人宣布，極少的物質可以產生巨大的能量！

　　根據這個公式，人類夢想成真，利用粒子的熱核反應成功地製成了原子彈、氫彈！

　　拿原子彈為例，假設鈾 235 含量為 45 公斤，而其中僅有 1 公斤發生核分裂反應，並且反應中只有 1 克約一粒糖那麼大的質量轉化成能量，那麼，它就能產生相當於 16 萬噸黃色炸藥爆炸時所產生的強大破壞力。

　　這個公式令具有三維空間的物質配上了時間，儘管這個時間還是科學的即時時間，但它卻已經令人匪夷所思了！

一、長度之玄

1、科學之玄：

$$L=L_0\sqrt{1-\frac{v^2}{c^2}}$$

　　根據上述的公式，長度收縮：速度越接近光速，長度越變短。我們假設一艘太空船以光速飛過，那麼我們將見到船上所有物體包括太空船本身長度縮至零。這個結論是根據上面公式推算出來的。因為當速度 V 為光速時，則 V 等於 C，代入上述公式的平方根內，得 1 減 1 等於零，零的開平方也等於零。那麼，太空船原來的長度

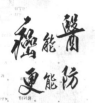

L_0乘以零也等於零，所以，以光速運動的太空船的長度 L 也為零。

既然飛船的長度為零，那麼，說"我們將見到船上所有物體包括太空船本身長度縮至零"，這不是很荒唐的嗎？因為事實上我們什麼也看不到，因為長度為零的物體只是一個點而已，儘管它是存在於我們這個三維空間之中的一個點，但我們也很難"看"得見它，更何況它是以光速飛馳的呢！

然而根據這個公式，我們卻可以得到這個結論，你說是不是很玄？！雖然它很玄，但我卻說，這還未算真正的玄，因為它充其量只是屬於科學的玄而已，它還不是玄學的玄！那麼，又什麼才是玄學的玄呢？

2、玄學之玄：

我試圖通過這個科學公式，去闡述玄學的玄。根據時空相對論的原理，任何物質不能超光速，但愛因斯坦卻沒有說不能等於光速。所以，假設飛船以光速飛行，是沒有超越科學的界限，也沒有違背相對論。但是它的結果卻違背了科學的真實性，而沒辦法地"墜入"玄學的虛無境界！因為當飛船以光速運動時，飛船長度為零，人們無從觀察到這艘光速運動的飛船！事實是當飛船飛過時，人們所仰望的太空是空空如也，全無一物！這時我們可以說物質"有中變無"。這真正所謂以科學開頭、以玄學結尾；也可以講種下科學之因，得到玄學之果。

當我們又假設飛船由光速作減速飛行時，這時飛船的長度由零變為有長度的飛船，於是人們這時才看得見這艘實實在在的飛船。這時我們可以說物質 "無中生有"。因此，我們就可以有理由振振有詞的說：「根據愛因斯坦的時空相對論，我們已經 "證實" 了玄學的 "玄理" －萬物生於有，有生於無！」

正因為時下人人只相信科學，所以我才在這裡用科學 "證實" 玄學之倒置說法，事實上，愛因斯坦時空相對論的 "證實"，已在兩千年前中國玄學思維的結論之中！應該說，是中國玄學在兩千年前已經 "預言" 到的，愛因斯坦卻晚了兩千年之久，這不是令人感到有點 "悲哀" 的嗎？！

二、光之玄

同樣根據上述公式，我也試圖從科學角度出發，用玄學的觀點去剖析光子的波粒二相性：

1、科學之玄：

光是粒子還是波動？在牛頓時代已有激烈爭論。由於牛頓認為光是粒子，作為一個科學權威的觀點，很自然地為大多數人所接受。直到 1800 年英國科學家楊格（ThomasYoung）的雙狹縫實驗

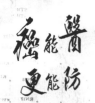

發現了光的干涉現象，光的波動說才佔上風。如下圖所示，光源 A 通過雙狹縫 BC，在屏 D 產生干涉條紋。也就是說，如同水波可以同時通過兩道閘門而產生干涉現象一樣，光也可以同時通過兩條狹縫，令屏 D 產生干涉條紋：

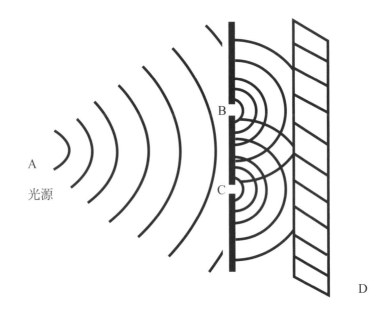

物理科學告訴我們，粒子是不可以也不可能產生干涉現象的，干涉現象是波動才有的性質。這個實驗證實了：光就是波動！然而另一個實驗卻又令人驚奇地證實了光是粒子！方法就是雙狹縫 BC 後方各裝上一個偵測器，如果有光子從它旁邊通過飛向後方的屏 D，它就會發出"有光子從我這個狹縫中通過"的感應信號。

　　科學家讓入射光強度低到一次只有一顆光子，看看這個光子是否可以表演分身術，同時通過兩個狹縫而同時發出"有光子從我這個狹縫中通過"的感應信號？實驗結果是，兩個偵測器中總是只有一個偵測器發現有光子通過，這證明光子並不會分身術。而且，光子永遠只在兩個狹縫正後方出現兩團亮點，但並不會出現許多明暗相間的干涉條紋！這個實驗表明：光就是粒子。

　　那麼，光到底是什麼？答案是顯而易見的，既然科學是講求證據的，上面兩個千真萬確的實驗就已經回答了這個問題。它能產生明暗相間的干涉現象，所以它是波動；它能打出光電子的現象，這只有用粒子的觀點才能解釋，所以它是粒子。但科學家並不是孤立地去給它一個簡單的命名："光不是波動，也不是粒子，它是同時具有波動性質和粒子性質的波與粒子雙重性"，也就是所謂的波粒二相性。

　　對於光所具有的這種特殊的雙重身分，哥本哈根學派的物理學家海森堡（Heisenberg）的解釋是，這種不同身分完全是根據你的實驗安排而呈現出來的。因為科學實驗確實是這樣的：當你進行採用偵測器進行實驗時，光呈現粒子的身分；當你進行不採用偵測器進行實驗時，光呈現波的身分。這個實驗向人們展示，物質的性質和身分，居然可以由人去決定！就如照相的道理一樣：正面照，你有兩隻眼！所以，當正面照時，說你有兩隻眼是正確的。側面照，你卻只有一隻眼！所以，當側面照時，說你是個獨眼龍也沒有什麼不對：因為照片上的你確實只有一隻眼！

由於有上面兩個實驗，所以科學便得出光的波粒二相性這個結論。因為除此之外，便不能解釋為什麼會有兩個截然不同的結果！然而，如果純粹從傳統的物理科學觀念出發，這個結論似乎還不夠道地，似乎真的令人有點玄！但這個玄，卻依然是科學的玄而已。

2、玄學之玄：

我先從科學角度出發，依照相對論，光子 A 以光速向 BC 螢幕運動，反過來，也可以看做 BC 螢幕向光子 A 做光速運動！設 BC 螢幕的厚度為 L_0：

$$L=L_0\sqrt{1-\frac{v^2}{c^2}}$$

根據上面方程式，則速度 V 變成光速 C，所以 V 的平方除以 C 的平方等於 1，1 減 1 等於零，零乘以 BC 螢幕的靜止時的厚度 L_0 等於零，所以做光速運動的 BC 螢幕的厚度 L 為零，則 BC 螢幕的體積：長乘以寬乘以高（即厚度 L）也等於零。體積為零的 BC 螢幕，B 與 C 的距離也理所當然的為零，即表示雙狹縫 B 與 C 變成單狹縫，這時，光也理所當然的可到達 B 點，也可到達 C 點，更可同時到達 BC 兩點。

根據第二章"陰陽獨立時空性"的理論，"陰陽各自有其獨立的時空，兩個時空可共存一體但不能混和"：能夠進入 BC 虛無螢幕四維時空的，即能夠同時到達 BC 兩點的光，只能是屬陰的虛無的光，只能是屬陰的虛無的波才能進入，所以這時的光，必定以屬陰的波的形式出現，所以能產生光涉現象。

能夠進入 B 或 C 真實螢幕三維時空的，即能夠到達 B 點或 C 點的光，只能是屬陽的實有的光，只能是屬陽的實有的光子才能進入，所以這時的光，必定以屬陽的光子的形式出現，所以能產生在兩個狹縫正後方。但並非同時出現的兩團亮點，而不會出現許多明暗相間的干涉條紋。

這實質上就是道的時空階段性的具體演繹：當你進行採用偵測器進行實驗時，光就進入了粒子的時空；當你進行不採用偵測器進行實驗時，光就進入了波的時空。這就是從科學角度出發，對光子波粒二相性所做的玄學剖析。這就是玄學陰陽論對光的雙狹縫實驗的解釋，也就是對光的二相性的玄學論解釋。它既符合玄學原理，也符合科學原理。上面的科學實驗，正是科學對玄學陰陽論不情願的證實。

玄學的陰陽規律是萬事萬物的不變規律，光也不例外，所以它有陰陽二相性！它既是陰又是陽，它是由一陰一陽所組成：

因為它是一陰，這裡指的一陰是一個波，所以它可以產生數條

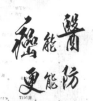

明暗相間的干涉條紋。

因為它是一陽，這裡指的一陽是一個粒子，所以它只可以令一個偵測器探測到它通過，並可令狹縫正後方出現亮點，但不會出現無數明暗相間的干涉條紋。

它既無形卻又有形，它既是無形的波又是有形的粒子。

在這裡，我可以說，在中國民間所傳說的茅山術並非一定是謬傳，也就是說穿牆過壁並非一定是假的，只要你能讓自己達到光速，那麼，這時的你就是光子，或者是超光子，你已變成虛物，你可以穿過這道銅牆鐵壁而不費吹灰之力！

在這裡，我也可以說，分身術也不一定是什麼怪力亂神，只要你能讓自己達到光速，那麼，B 點的北京與 C 點的臺北兩地的距離為零，你可以同時身處北京與臺北兩地。因為這時的你就是光波，你同樣可以同時＂干涉＂北京與臺北！這些才算得上是真正的玄學之玄呢！

20 世紀初，諾貝爾物理學獎獲得者、丹麥物理學家玻爾創建哥本哈根學派。他用互補哲學來解釋光的波粒二重性。但當他有幸閱讀老子的《道德經》之後，令他感到十分震驚：原來他發現自己絞盡腦汁創立的互補哲學所解釋的光，這具有光波或光子之名的波粒二相的光，只不過就是兩千年前老子五千言道德經的第一句話：「道可道，非常道。名，可名，非常名！」它實際上就是老子所揭示的"萬物負陰而抱陽"的一個小太極而已。這就是道，而且是非常道。這就是名，而且是非常名！

在兩千年前的中國玄學大思想家老子面前，這位連愛因斯坦也不遑多讓的著名物理學家，竟然說他不是什麼互補哲學理論的創立者，而僅僅是個得道者。1947 年當丹麥皇家頒發給他榮譽證書而要求他選擇圖案時，他選擇太極做為證書的背景。這是一個西方傑出的現代科學家向一個東方兩千年前著名的玄學家俯首稱臣！

從此以後，現代物理學便與老子的道，也就是與中國玄學結下了不解之緣。老子的《道德經》是迄今為止世界發行量及語言翻譯種類僅次於聖經的書籍。這是中華文化的榮耀！

三、時間之玄

$$T = \frac{T_0}{\sqrt{1 - \frac{V^2}{C^2}}}$$

根據上述的公式，時間延長：速度越接近光速，時間越慢。若一艘太空船以光速飛過，我們將見到船內的時間停頓。

1、科學之玄：

假設有一對孿生兄弟玄玄和科科，在他們 10 歲生日的這一

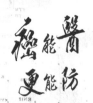

天，玄玄坐上飛船去進行星際旅行，飛船的速度為光速的 0.9999 倍，即 V = 0.9999C，則 T=70.73T。玄玄在太空旅行了一年之後，按原路以原速返回地球與科科團聚。這時玄玄的年紀是 11 歲，但是科科卻已經 80.73 歲了。這是科學的計算。科學告訴我們，天上的時間與地上的時間是不對等的，這就是愛因斯坦所說的"時間的相對性"。

2、玄學之玄：

這與西方神學所講的"主曰：天上一日夜，凡間一千六百年。"在本質上沒有什麼差別！或與東方佛學所說的"欲界最高的第六天他化自在天，天上一日夜，是凡間的一千六百年。"在本質上也沒有什麼差別！這與道學所言"山中方一日，世上已千年。"、"天上一日，地上千年。"也沒有什麼兩樣。但是，相對於作為以玄學思維所指導的神學、佛學或道學來說，這種對"時間相對性"的"認知"，科學的時空相對論則是遲了數千年！這正是古代玄學的玄對現代科學的玄再一次"先知先覺"的印證。

四、物質之玄

$$M= \frac{M_0}{\sqrt{1-\frac{v^2}{c^2}}}$$

　　根據上述的公式，質量膨脹：速度越接近光速，質量越膨脹。若一艘太空船以光速飛過，它的質量卻無限大！

1、科學之玄：

　　現代天文學關於恆星演化的理論宣稱，若恆星的質量是太陽的 3 ～ 10 倍的話，它在壽寢正終前將會先膨脹為紅巨星，直至星球剩下約太陽質量的 1.4 至 3 倍時，恆星中心在經歷核反應及一系列化學變化後，由於能量消耗卻沒有新的能量補充，結果是不能支持自身的重力而產生急劇收縮。

　　這種急劇收縮所產生的巨大壓力令原子核破碎，被壓縮的電子被與質子結合成中子，超新星爆炸便產生。另一方面，重力塌陷令中心殘骸繼續急劇收縮，一直收縮至中子的密度能抗拒重力壓縮才停止，這時，恆星所有物質唯有中子可以繼續存在，所以稱為中子星，而原來的恆星實際上已經死亡。

　　中子星的質量與太陽差不多，但半徑比太陽少得多，約 10 公里左右。但它的密度卻大得驚人！一茶匙的中子星約重一億噸的質量。它的引力更是大得驚人！如果在中子星上面掉下一枚硬幣，在落地前，它的速度已達光速的一半。但是，質量更大的恆星，因為重力特大的緣故，即使在發生超新星爆炸後，它也不會變成中子星，而成為黑洞。

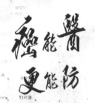

　　天文物理學認為，在黑洞內存在一個奇異點，所有物理定律都在這個奇點裡失效，同時，黑洞的質量密度相當大，它連光都不放過，任何物質只要掉進去，包括光線，都不能逃出黑洞，有去無回！

2、玄學之玄：

　　物質不能超光速，這是科學所制的鐵定定律。問題是，我現在是在講玄學，所以它不在這個鐵定的定律之內，因此不受它的限制。當我假設一艘飛船以 2 倍的光速運行，這時，根據上述公式，分母變成 1 減 2 開平方，即得到 $\sqrt{-1}$。則飛船質量 $m = \dfrac{m_0}{\sqrt{-1}}$，而 $\sqrt{-1}$ 就是虛數單位 i。若將分母實數化，即分子、分母同乘以分母的共軛虛數，則分母變成實數，而分子變成實數與共軛虛數的乘積，也就是說，分子變成虛數，因此，質量 m 變成虛數，即是實質量變成了虛質量。換言之，實物變成虛物！可能你會說，這個公式是科學公式，不能用在玄學的計算上，對此我並不認同，因為說真的，這個科學公式它的後腳雖然還在科學的線上，其實它的前腳早已踩在玄學的這根弦上了！

　　當物質超光速，物質由實物變成虛物，由陽性物質變成陰性物質。反而言之，當超光速的陰性物質減速至低於光速時，陰性物質變成陽性物質，虛物變成實物。這就是結論。這就是真正的玄學之玄！黑洞的產生，是因為質量極大的恆星在坍塌死亡時因重力作用而急劇收縮，令所有物質的速度接近光速、變成光速或超光速，也就是說，物質由實物變為虛物，陽變為陰，你看，黑就是屬陰嘛！

黑洞連光子也不放過，光子是以光速前進，當有一種力可加在光子上並令它順這種力的方向前進時，不難想像，這時的光子的實際速度其實已經不是原先的速度了，它已經是超光速了！所以黑洞裡的光子在這時已變為虛物了！用科學物理學的一個新名詞，黑洞裡的光子實際上就是超光子。

愛因斯坦說，物質不能超光速，他說得對極了！在科學的領域中、在三維空間立體之中，任何物質是不能超光速，光速是物質的極限速度。這是正確的、天經地義的！光速是立體三維空間所有實物的絕對速度。但如果把這個光速的速度絕對化，這又是否有違背相對論之嫌了呢？

我們說，當某一個可以稱之為絕對真理的東西，只不過在某個時空時它是絕對真理而已，實際上，當它跨越它所處的時空之後，它並不是真理，所以它對於另一時空而言，只能是個相對真理而已！由此看來，這個光速只能在三維空間中稱王稱霸，當進入四維空間時，它便失去霸主的地位，因為在四維空間的所有虛物都是超光速的！

光速是虛物與實物的臨界點：光速是實物變成虛物的臨界點，

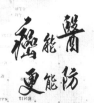

光速也是虛物變成實物的臨界點。

光速是陰與陽的臨界點：光速是由陽變陰的陽極點，光速是由陰變陽的陰極點。

118

第六節　小結

1992 年，吳文成在《近代物理與新認識論》中是這樣評述愛因斯坦的：

「愛因斯坦說：『我們力圖借助物理學理論，在迷宮中為自己尋求一條道路，藉著通過大量已觀察到的情況，來整理和理解我們的感覺印象。我們希望觀察到的情況，能夠與我們對實在界所做的概念相符合，如果不相信我們的理論結構能理解客觀實在界，如果不相信我們世界的內在和諧性，那就不會有任何科學。這種信念，並且永遠是一切科學創造的根本動機……在我們所有努力中，在每一次新舊觀念之間的戲劇鬥爭中，我們堅定了永恆的求知欲望……當在求知上所遭遇的困難越多，這種欲望與信念也越增強。』儘管愛因斯坦始終期待實在界與現象界的緊密統一，正如同他始終不願放棄物理決定論，但是思潮的發展卻離他的期待越來越遠，而諷刺地，他的相對論正是這個趨勢一開始的源頭。」

事實正是這樣，前面我曾經說過愛因斯坦有對這種科學思維的某種 "超越"，就是說，他在科學的立體思維上加入了時間，儘管這個時間仍然只是科學的即時時間的點時間，儘管它還不成

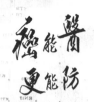

"維"，儘管他的後腳還在科學的線上，但只要再跨越一步，就能進入這個玄學思維的玄妙之門。這是因為他的前腳已踩在玄學這根弦上了！而實際上，他的前腳確實已經踏在玄學的門檻上了！這正如吳文成所點出的那樣，而事實上也是，他的"並不自覺的踏上玄學之弦的相對論"思潮的發展，的確是離他的期待越來越遠。我由此而得出了以下的結論：時空相對論是從科學進入玄學大門的一條門檻；時空相對論是從科學向玄學過渡的一座橋樑。

第四章

科學剖析癌的機理

在上篇裡，我對科學與玄學做了一個大概的剖析，為你提供一個全方位的科學與玄學的另類思維，如何運用這種思維去對付我們這個為難的世界呢？而這個令千百萬人聞之色變的為難世界又是什麼世界呢？它就是癌的世界！癌症，幾乎是一直高居人類死亡原因之榜首，有研究說它的發病率在臺灣是平均每四人中有一人，在美國是平均每三人中有一人，而最近，據美國相關報告顯示：每二人中會有一人患上癌症。在這下篇裡，我力圖用這種思維對這個為難的世界進行剖析，試圖為你提供一個戰勝癌魔的平臺。

第一節　癌的形成

根據諾貝爾生理醫學獎得主貝奈特（SirF.MacfarlaneBurnet）的理論：「正常人體中每日產生大約十萬個癌細胞。」因此每一個人都存在罹患癌症的危險。儘管這似乎是一個可怕的預兆，然而，科學認為一般人的免疫系統都能有效地消滅這些癌細胞，並且癌症的演變是要經過一個較長的時期才能最終形成。

癌症病變形成的原因約有 30％ 與化學物質、遺傳、病毒、輻射線等因素有關，而有 70％ 則是和我們的生活方式以及飲食有直接的關係。當我們的身體今天接觸了某些具有致癌因數的物質，或是你吃了某些具有致癌因數的食物，諸如化學物質、輻射線、病毒、遺傳以及飲料食物中所含有的致癌物質……等，那麼，就會令細胞內的基因發生變化，從而形成癌的初始細胞，但是這個變化並非就是真正的癌症。因為從癌症初始細胞變成癌的前期細胞，再由癌的前期細胞變成正式的癌細胞，需要再經過一段很長的時間。在一般情況下，大約十至四十年。所以，人類根本察覺不到自己身體裡這種如此細小而緩慢的變化。當人類一旦發現癌症時，癌細胞已經一發不可收拾了，因為此時它不是一兩個，而是數以十億計了。

現代科學是這樣描繪癌細胞幾個主要的生長歷程：

當癌細胞分裂至 22 代而生長到一千萬個時，它的體積才僅僅大約 0.2 公分，這時癌細胞有一個特點就是它會到處亂跑。

當癌細胞分裂到 30 代而生長到十億個時，它的體積約 1 公分，重量約 1 公克，這時人們才可以發現它的存在，而在此之前，現代醫療儀器並無辦法將癌細胞檢測出來。但當發現它時，已經為時已晚，因為此時癌細胞的分裂，將會是難以控制的瘋狂。

當癌細胞分裂到 40 代而生長到一萬億個時，奪去人的生命是一件輕而易舉的事情。

儘管科學認為一般人的免疫系統都能有效地消滅這些癌細胞，但當人步入中年，也就是到了四十歲以後，人體的免疫能力會隨著

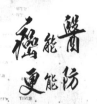

年紀的增大而逐漸減弱，加上人類生存環境不斷受到污染，人在此時更容易患上癌症。特別是對於那些先天免疫系統機能喪失的愛滋病患者，往往更難逃一劫。

第二節　癌是異變細胞

　　人體是由許多種類的細胞所組成，它們是維持人體身體健康的最基本的生命體。人體的新陳代謝，就是細胞的不斷死亡卻又不斷產生的過程。但人體的正常機能，通常只是當我們身體因細胞的衰亡而需要補充新細胞時，才會分裂產生新的細胞，幫助我們保持身體的健康和維持生命的活力。但是，當人體的正常機能突然變得很不正常時，細胞不是因為細胞的衰亡而需要補充新細胞才進行分裂，而是異常地不受控制的自行分裂，瘋狂地過多地產生人體不需要的細胞，它拼命地生長並吸盡人體的營養，破壞了人體各種系統及器官的正常功能。這種瘋狂生長的異變細胞就是癌症。

　　這種異變細胞的獨特之處，就是它與人體的正常細胞沒有什麼兩樣，唯一不同的是，它並不受人體器官系統的任何制約，它可以隨意分裂且毫無節制地瘋狂生長。

第五章

全息生物學論述
癌的本質

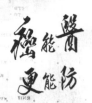

第一節　全息生物學

全息生物學由中國山東大學張穎清教授所創立。1990年，張穎清創建全息生物學研究所，並擔任所長一職，同時在新加坡召開第一屆國際全息生物學學術討論會，大會推選張穎清為 "國際全息生物學會終身主席"。自此之後，全息生物學在中國及國外迅速傳播，並引起了積極的反響。

一、什麼是全息

什麼是全息？答案十分簡單，全部信息就叫做全息。全息的科學概念最初源於照相術，它是一種光學照相的新方法，稱為全息照相術。它與一般的照相術不同，就是它照的不是物體的實體，而是物體的光波。因此，它在顯示物體形象方面有獨特的優點，就是即使物體已經不存在，但是只要有照明這個紀錄，就可以讓原來的物體影像重新再現。它並不侷限於某個特定的形象，因為它儲存了大量的信息，所以可以把儲存的信息重新一一顯現。

"一張全息圖價值等於一千張照片" 這種說法也不過分。而全息，就是全部信息，正如我在上篇的 "信息陰陽五行" 這個章節中論述信息的本質時，已經給信息做了全面的描述，它就一定包含過去、現在及將來，所以它是超時空的，它已跨越三維而進入四維，它既有立體空間三維又有時間一維，所以，就算原來物體已不存在了，它也能把它 "還原"，讓人們重新看到它過去的 "盧山真面目"，令它歷史地再現原形。一個小的局部就已經包含了大的整體的影象及信息，具有這種特定的發生律就稱為全息律，換言之，全息律是概括全貌的百分百發生律。

二、什麼是全息胚

什麼是全息胚？答案也十分簡單，具有全部信息的胚體就叫做全息胚。既是胚體，它就一定是生物性的，就一定有基因遺傳信息，所以，更加準確地說，具有全部遺傳信息的胚體就叫做全息胚。

張穎清教授認為，生物體存在著三種特殊的全息胚：

1. 細胞—發育程度最低的全息胚。

2. 生物體的整體本身—發育程度最高的全息胚。

3. 胚胎—能夠發育成新整體的全息胚。

這三種全息胚是維持生物體生長發育的生命體，它們都具有生物體的全部遺傳信息。

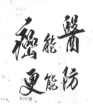

三、全息胚的性質

　　全息胚具有什麼性質呢？張穎清教授認為，所有全息胚都具有以下的性質：包括發育性、滯育性、生長性、發育的重演性、發育的鑲嵌性、調整性、加成性、發育程度的低於整體性、結構的可簡化性、相對的自律性、極性、遺傳性、變異性、多型性、全息胚間聯繫的多樣性……等。在以上眾多性質中，張穎清教授特別研究了細胞的滯育性，並以此闡述癌變的根本原因，從而制訂了"醫癌的新戰略"。

四、全息生物學的理論實質

1、什麼是全息生物學

　　應用生物學的三維科學理論加上了全息這個超時空的一維去解釋生物現象的生物學就叫做全息生物學。全息生物學是張穎清教授獨創且新穎的生物學理論，同時也被譽為是全息生物學之父。

2、全息生物學的理論實質

　　很顯然，它既是形而下，也是形而上。 對於形而下之科學實體，也就是科學的生物學，它的闡述是無可置疑的；但對於形而上之象，它是屬於玄學範疇，並不能用科學的真實觀去解說。正因為這樣，張穎清教授創立全息生物學之後，一直沒有得到中國生物學界的認同，甚至被認為是偽科學而受到打壓。

我在本書上篇的"愛因斯坦也'玄'了"這個章節是這樣評述愛因斯坦的時空相對論：

「前面我曾經說過愛因斯坦有對這種科學思維的某種"超越"，就是說，他在科學的立體思維上加入了時間，儘管這個時間仍然只是科學即時時間的點時間，儘管它還不成"維"，儘管它的後腳還在科學的線上，但只要再跨越一步，就能進入這個玄學思維的玄妙之門，這是因為它的前腳已踩在玄學這根弦上了！而實際上，它的前腳確實已踏在玄學的門檻上了！」、「時空相對論是從科學進入玄學大門的一條門檻；時空相對論是從科學向玄學過渡的一座橋樑。」

而生物學因為加上了全息，也就是說，加上了時間一維，這就使全息生物學儘管它的後腳還在科學的線上，但它的前腳已踏進玄學的大門了。它比愛因斯坦創立了時空相對論還更進一步，當你看了這個章節之後，你就會懂得，人類最偉大的天才科學家愛因斯坦創立了時空相對論，只是加上了科學即時的時間點，就使得科學的精英們一頭霧水，即使過了兩個世紀並進入了科技突飛猛進的廿一世紀，但科學物理學至今仍沒有針對時空相對論授予諾貝爾物理學獎。

更何況張穎清只是一個名不見經傳且非正統生物學出身的小人物，但是他的全息生物論比起愛因斯坦還要有過之而無不及，加上了時間一維而不是即時的時間點。這樣，就算生物學的精英們沒有暈頭轉向，也會在清醒狀態下說出像中國中科院院士，著名生物學家××所說的話：「通過調查和會議討論，完全否定了全息生物學。會後，我還寫信給張穎清，告知他不要繼續炒作，否則將保留公布全部調查材料的權力。」對於北京科技報記者向他提出全息生物學的研究 "應該屬於哪個領域？" 這個問題，他立即不加思索地回答：『哪個領域都不是，是他自己瞎編的。』記者還為此做了手記：『這個故事告訴我們，某些人卻借著為人鳴冤叫屈，企圖繼續在活人的世界製造混亂和傳播偽科學，可謂居心叵測。』對於早已離去的人，我們似乎不應該再繼續議論他的是是非非，更何況這實際上是一個早已經蓋棺定論的事實。」

全息生物學既有科學生物論之實，也有玄學思維之象。是生物科學理論上的一個突破，是科學思想與玄學思維的結合。正如初等數學採用了玄學思維的虛數，令數學質變而成為高等數學的道理一樣，也正如天文學採用了玄學思維的虛時間，令天文學質變而產生量子宇宙論的道理一樣，更正如物理學採用了玄理化的超弦論，令物理學實現愛因斯坦所夢想的 "統一場論" 的道理一樣，相信隨著時間的推移、隨著科學的進步，以玄學四維思維主導的全息生物學終將能大放異彩。事實上，張穎清早前提出的全息胚理論，已經被十二年後克隆羊多莉的誕生所證實。蓋棺定論恐怕為時尚早，說不定到時要開棺再論哩！

第二節　癌是滯育的全息胚

張穎清教授認為，癌是滯育的全息胚。他在其所著的《生物全息診療法》這本書中寫道：

「成體中的全息胚一般是處於向著新整體發育的某個階段上而不再向前發育的，這個在發育時間軸上停止發育的位置，我稱之為該全息胚發育的滯點。在高等動物，全息胚的滯點一般位於發育時間軸的偏左段，全息胚將其發育一般停止在較早的發育階段上。在低等動物，全息胚的滯點一般位於發育時間軸的偏右段，全息胚將其發育一般停止在較後的發育階段上。在植物，葉這類全息胚的滯點可以在發育時間軸的不同階段。枝這類全息胚的滯點則在發育時間軸的偏右段。」、「全息胚的發育在達到滯點之前，具有發育性，達到了滯點之後，則具有滯育性。在滯育的時候，全息胚在結構上不複雜化了，但其體積和重量卻會有小的或很大的增加，即全息胚在滯點可以有單純的生長性。」

他還深刻的指出：「對於脊椎動物來說，發育時間軸 d 上可以有卵裂期、桑葚期、囊胚期、原腸胚期、神經胚期，這些胚期可分別成為不同發育程度的全息胚的滯點。」更明確指出「在全息胚學說基礎上的全息胚癌區滯育論對癌的機制做出了闡明，指出癌是滯育在卵裂期或桑葚期發育階段的全息胚。」並且對此進行詳盡且精闢的論述：「在高等動物胚胎的卵裂期和桑葚期，細胞分裂快，細胞大小不一，動物極的細胞小，植物極的細胞大，細胞邊界不清。到桑葚胚階段，細胞密集地堆集在一起，成為一個實心的細胞團，好像桑葚一樣。而從桑葚胚發育到囊胚，細胞就出現了分化，細胞排列成整齊的一層，中央留出一個很大的空隙—囊胚腔。

全息胚學說已經指出生物體是處於不同的發育階段的、具有不同特化程度的全息胚組成。全息胚具有重演性、滯育性和生長性。如果生物體上這些由體細胞而來的全息胚在重演整體發育的過程中受到了抑制，全息胚恰好滯育在卵裂到桑葚胚這一發育階段，不向前發育了，而只是進行單純的生長，那麼，全息胚的細胞就會快速分裂，密集成團，細胞大小不一，這個全息胚就成為通常所說的癌。這樣，就可以給出關於癌的本質定義：**癌是滯育在卵裂期或桑葚期發育階段的全息胚**。癌確實具有卵裂期和桑葚期胚胎的細胞特性。癌細胞分化差，密集成團，排列混亂，大小不均，核分裂相多見，細胞之間界限不清。

生物體上任何一個在結構和功能上與其周圍的部分有相對明確的邊界和內部相對完整的獨立部分都是全息胚。而癌正是屬於全息胚。只不過，癌是全息胚的一種特殊情況，即它的滯點是在發育時

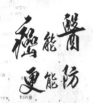

間軸上的卵裂期或桑葚期。

對於羊膜動物來說，發育時間軸上的卵裂期和桑葚期是一個危險的區域，全息胚只要滯育在這一個區域，就是癌。所以，我把發育時間軸上卵裂期和桑葚期的區域稱為發育時間軸上的癌區。滯育用符號→｜來表示。那麼，癌就是滯育在發育時間軸上癌區的全息胚。（如下圖所示）關於癌機制的學說，我稱其為癌機制的全息胚癌區滯育論。

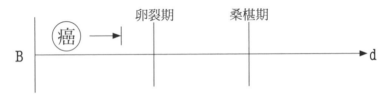

癌是滯育在發育時間軸上癌區的全息胚

癌區，是高等動物發育時間軸上的一個發育階段。高等動物體上的所有高於桑葚胚發育程度的全息胚發育都要經過癌區，在通常條件下，全息胚的發育能夠順利通過癌區，而沒有發生癌區的滯育。由於全息胚的加成性，多個細胞的組合也可以構成新的全息胚。這樣，密度很高的培養細胞的集合就可以成為滯育於桑葚胚階段的全息胚。如果讓繼代培養的細胞生長到很高的密度，那麼，所得到的細胞株便形成幾層厚的細胞培養物。這樣的細胞，儘管來自正常的組織，但看上去就像癌細胞一樣，把它們注射給免疫學相同的小老鼠便會形成腫瘤。

然而，如果讓小老鼠的繼代培養細胞保持在低密度下生長，細胞與細胞之間不那麼容易接觸，所得的細胞株便有著正常的成纖維細胞的形態，並且形成正常細胞所特有的、有組織的、薄的單層，與此相應，把它們注射給小老鼠，只是偶然才形成腫瘤。這個實驗表明，正常細胞的發育如果被滯育在桑葚胚發育階段，就可以癌化。反過來，一旦由於什麼原因使原來滯育在癌區的全息胚能夠繼續發育並穿出癌區，則可以使癌自發地正常化。」

張教授的全息生物學理論深刻而有創見地道破癌的本質：癌是滯育的全息胚，也因此破天荒地道破了癌的成因：**全息胚在卵裂期和桑葚期的滯育為產生癌細胞的主要原因**。這些全息胚的滯育，令它們只是一個勁地生長，它的生長方法就是以快速而不受控制的分裂方式瘋狂地生長，正是這些滯育的全息胚形成了癌症。全息生物學為醫治癌症提供了一個與傳統的科學生物醫學不同的方法，這就是要讓滯育的全息胚重新發育，以圖突破癌區。用張教授的話來形容，這是一種"醫癌的新戰略"。

第六章

玄學揭示癌的信息

第一節　什麼是癌症

一、西醫的描述

　　惡性腫瘤為癌症的現代醫學名詞。現代醫學認為，人體的細胞是按照正常的規律進行生長，當陳舊的細胞消亡或細胞受創而死亡時，人體就會很快產生新的細胞，用以代替消亡的細胞，這就是人體正常的新陳代謝，這樣才能維持人體的健康。但不知什麼原因，細胞突然不按這個規律進行，而只是一股腦兒地拼命生長。糟糕的是，人體的免疫系統並未察覺，也未把它當作敵人，因為它事實上與正常細胞沒有多大區別，如果說有不同，它只是一種只生長而不發育的變異細胞而已。

　　正是因為這種細胞的不正常分化，非但不能行使它的正常功能，而且還讓這些眾多無用的細胞把人體的營養物質很快地消耗殆盡，導致人體器官衰竭，體內各個生理系統不能正常運作，危害人的生命。這種身體內叛變的細胞就是癌，使癌細胞瘋狂生長的病症就是癌症。

二、中醫的描述

　　中醫認為，腫者，腫大之謂也；瘤者，病灶居留之地也。這些腫大而居留在一起的不散之病變物質是為腫瘤也。而《黃帝內經》中早就已有形容腫瘤的病名，諸如昔瘤、腸覃、筋瘤、石瘕、積聚、噎膈……等，並對這些病症進行具體的論述。

　　中國古代對癌症的描繪主要是根據腫瘤的形狀，它的病變部位堅硬而凹凸不平，如岩石般，故取其音象而命名為癌。古書記下了岩、巖、嵒等形容癌的文字。中國的漢字是象形文字，你看這個癌字，它著實是令漢字達到了登峰造極的地步。

　　專家指出，有三分之一以上的癌症患者不是病死而是被嚇死的！這樣的說法看來並不過分。有個病人告訴我，十多年前他的太太檢驗出患有胰腺癌僅兩個星期便過世。除了凶險的胰腺癌是原因之外，想必其中也有被嚇死的因素。不要說得了這種病，就是看看這個癌字，它那猙獰面目也足以令你生畏三分了！在科技發達的今天，也無法克服由它所帶來的恐懼，談癌色變是個不可避免的通病。

第二節　癌症的五行信息

一、此病之五行信息

　　這種病古今共有兩個名：一個叫癌，源於古代的中醫；一個叫惡性腫瘤，源於現代的西醫。癌這個名給宇宙的信息是什麼？你看，山字上面有三個口，口字屬土；而山更是很多很多的土，是盛土。所以癌字的五行屬土，而且是強土。

　　惡性腫瘤這個名給宇宙的信息是什麼？你看，這四個字屬火火土土，它們相遇，強火遇強土，火生土，土勝，因而是盛土。所以惡性腫瘤的五行屬土，而且是強土。也就是說，這種病古今兩個名字向宇宙宣告的五行信息都是屬土，可以說是時空的錯合！也就是說，因為土場出了問題，才有這個癌症。

二、此病主因

1、土太盛

　　這種病是土場出了問題，而且不是一般的土場。你看這個癌字，三個口！一個口已經土，三個口就更土！三個口的土還不夠，還要加上一座山那麼多的土，這對於只有一個口的人確實是承受不了，於是得病。嵒字加上了病蓋就成了癌。因此，土盛是此病的主因。

　　玄學的古代中醫的這個癌字病名，洩露了這個病的病因天機。無獨有偶，科學的現代西方主流醫學認為，因為細胞無限制地增殖出更多的無用細胞，所以產生癌症。以玄學思維分析，細胞兩字屬土，原來的土無限制地增殖出更多的土，不也就是土太盛了嗎？科學的現代西醫，竟然與玄學的中醫不謀而合，這個病因的玄學天機竟然被科學西醫間接地論證，難道這又是一次時空的錯合嗎？！

2、口太多

　　再仔細看看這個癌字，字裡更露玄機！為什麼會患上癌症？就是因為太多口。一個口平平安安，兩個口麻煩多多，三個口癌症現身。這話不假！一個口吃食可保平安，兩個口吃食屎尿多多，三個口吃食癌症現身。

　　本來一個口吃就已經夠了，但他卻用兩個口大吃大喝，結果拉肚子，嚴重者據說還會得糖尿病，難免屎尿多多！但這回他還嫌不夠，要用三個口暴飲暴食。上世紀初，據說有人在英國做了一個社會調查發現，以貴族患癌的比率最高，平民次之，而在監獄的囚犯中幾乎沒有一例。這就是因為貴族用三個口吃食，餐餐盛宴，大魚大肉，而監獄的囚犯幾乎沒什麼好吃的。

三個口吃食恐怕是導致貴族癌症比率高的原因之一。同樣道理，一個口說話平平安安，兩個口說話麻煩多多，三個口說話唯恐患癌。這是最顯而易見的例子："你專惹是非，給我閉嘴！"。原來他用兩個口說話而招惹了不少事非，因而遭到父親的責罵。

某某總統患上了癌症、某某總理患上了癌症、某某議員患上了癌症……我們常常在報紙上得到這樣的消息。為什麼？因為這些政治家常常用三個口去說話！同樣道理，一個口唱歌平平安安，兩個口唱歌麻煩多多，三個口唱歌癌症上身。

中國氣功養生之道有話："戒言語氣全"，而得道者可以達到"氣圓不思食"的境界。用兩個口唱歌令氣不全，健康便出現不少麻煩。肺主一身之氣，所以最易得肺之病諸如哮喘病等，名歌星鄧麗君正是死於哮喘病。不少歌星之所以患癌，恐怕用三個口唱歌也是其重要原因之一。不要忘記，唱歌兩字五行均屬土，唱歌是強土之舉，三個口唱歌是向宇宙宣示強土的信息，因此八字中本命之忌神是土者，當歌星之前恐怕要三思而後行了。此病主因是土場，病根是土太盛之過。

三、致癌因素

1、火作怪

現代煙草廣告必須加上一句話：政府忠告市民，吸煙危害健康。為什麼要令政府如此興師動眾？因為這種危害並不是一般的危害：有科學研究證實，吸煙易患上癌症。就五行角度而言，煙字屬火，火生土，煙恰恰生旺了屬土的癌症。對於吸煙致癌之論，科學與玄學可以說是異途同歸。

有報導說，常上夜班接受夜間燈光照射的員工，易患上癌症。原因何在？根據五行剖析，因為燈屬火，火生旺癌土；有報導說，常吃燒焦的食物，易患上癌症。原因何在？根據五行剖析，因為燒與焦五行均屬火，火生旺癌土。所以常吃燒焦的食物，易患上癌症。

科學的西醫告誡人們：千萬不要在海灘上曬太陽太久，因為會容易患上皮膚癌。以五行論之，太陽光屬火，皮膚屬金，火剋金，太陽光曬皮膚太久，令金減弱。加上火生土，陽光助癌土，所以強土之癌便能在弱金之皮膚上產生。

2、土作崇

又有報導說，常吃醃肉，易患上癌症。原因何在？根據五行剖析，因為醃肉屬土，土生旺癌土。所以常吃醃肉的食物，易患上癌症；又有報導說，常吃黴香鹹魚，易患上癌症。原因何在？根據五行剖析，香字在五嗅的時空裡屬土，而黴香鹹魚四字的總五行屬土，所以常吃黴香鹹魚令土場加強，易患上癌症。

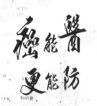

第三節　歌藝名人患癌所揭示的信息

一、羅文

香港名歌星羅文生於 1949 年農曆 12 月 30 日卯時。

1、羅文的八字：

	時	日	月	年
天干	癸	壬	戊	庚
地支	卯	午	寅	寅

2、羅文八字的五行：

	時	日	月	年
天干	水	水	土	金
地支	木	火	木	木
地支所含	木	土火	土火木	土火木

出生之日為癸水，所以本命屬水。

生扶類	金：1	損耗類	火：3
	水：1		木：月當令為木，乘 1.5 倍得 4.5
			土：4
總計	2	總計	11.5

八字中生扶類為 2，損耗類為 11.5，所以屬身弱，需要加強金

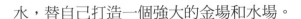

水，替自己打造一個強大的金場和水場。

名字的五行：羅文兩字為金金。總五行為金，旺本命之水，是個好名。

3、十年大運：

88	78	68	58	48	38	28	18	8
丁亥	丙戌	乙酉	甲申	癸未	壬午	辛巳	庚辰	己卯

4、剖析：

羅文本命屬水而身弱，八字中有四個土，土剋本命之水，土是本命水之忌神，土盛對本命之運程不利；加上他是歌星，用三個口唱歌，也會令他更易得癌症。但幸好他姓羅，羅字屬金，同時也起了個好名字：文字屬金，姓名組合是金金，乃強金。他的姓名既旺本命之水，又可以化解八字的盛土，並可化解唱歌所帶來之土，因為土遇金移，這樣就令身弱相對而言變成了身強，使羅文有較好的運程。

1956 年起運，1996 年至 2005 年大運是癸未，未屬土，2001 年是十年大運之後五年，這五年是未土運，當踏入這大運之未土運的第一年，即 2001 年，羅文在 4 月份便證實得了肝癌。2002 年的戌月己未日過生。因為大運未土是強土，戌月是土月，己未日是強土日，均強癌土，在這己未日的晚上 12 時前（12 時過後就不是己

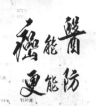

未日），羅文終於不敵癌魔，皆因土太盛也！雖然強金可以把頑土鏟掉，但當土太盛之時，也會把金深深的埋藏起來：土盛金埋。這就是宇宙不可抗拒的規律，這就是實實在在的命！

卒於 2002 年 10 月 18 日，所揭示的五行信息是：未土大運，戌土月，己未土日。土是本命水之忌神，土盛則水涸，命不保矣。

二、梅艷芳

香港名歌星梅艷芳生於 1963 年農曆 8 月 23 日酉時。

1、梅艷芳的八字：

	時	日	月	年
天干	丁	丙	壬	癸
地支	酉	戌	戌	卯

2、梅艷芳八字的五行：

	時	日	月	年
天干	火	火	水	水
地支	金	土	土	木
地支所含	金	火金土	火金土	木

出生之日為丙火，所以本命屬火。

生扶類	木：2 火：3	損耗類	水：2
			金：3
			土：月當令為土，乘 1.5 倍得 3
總計	5	總計	8

八字中生扶類為 5，損耗類為 8，所以屬身弱，需要加強木，替自己打造一個強大的木場。

名字的五行：梅艷芳三字為木木木。總五行為木，旺本命之火，是個好名。

3、十年大運：

91	81	71	61	51	41	31	21	11
辛 未	庚 午	己 巳	戊 辰	丁 卯	丙 寅	乙 丑	甲 子	癸 亥

4、剖析：

梅艷芳本命屬火，儘管八字中有三個火，但還是屬身弱。土是本命火之忌神。加上有三個土，火生土便很容易形成火弱土強之勢。她 1993 年至 2002 年行乙丑大運。1997 行丁丑流年運，均為強土之運，而丁屬火，丁丑年為火土年，火生土，強土之年，加上她是用三個口唱歌的名歌星，土場太盛，所以 1997 年 9 月被證實得了癌症。至 2003 年癸未年之下半年為未土運，行至丁丑日，火土勢強，是日之丑土之時，加上 2003 年行十年丙寅大運，2003 年是十年大運的上五年的丙火運，火生土，令她不敵癌土而撒手人寰。

而 2003 丙火運之火再加上她本命之火及是日之丁火，一派火象，火剋金，肺屬金，火傷肺。這就是為什麼她是死於因子宮頸癌擴散所導致的肺功能失調，而不是直接死於癌症，這就是五行的玄機！

卒於 2003 年農歷 12 月 8 日丑時，所揭示的五行信息是：丙火大運，未土年，丑土日，丑土時。土是本命火之忌神，土盛則火滅，命不保矣。

三、沈殿霞

香港名藝人沈殿霞生於 1945 年 7 月 21 日丑時。

1、沈殿霞的八字：

	時	日	月	年
天干	己	辛	癸	乙
地支	丑	卯	未	酉

2、沈殿霞八字的五行：

	時	日	月	年
天干	土	金	水	木
地支	土	木	土	金
地支所含	金水土	木	木火土	金

出生之日為辛金，所以本命屬金。

生扶類	金：2 土：月當令為土，乘 1.5 倍得 4.5	損耗類	木：3
			火：1
			水：2
總計	6.5	總計	6

八字中生扶類為 6.5，損耗類為 6，所以屬身強，需要加強水火，替自己打造一個強大的水場和火場。

名字的五行：沈殿霞三字為水木水。總五行為木，泄本命之金，是個好名。

3、十年大運：

87	77	67	57	47	37	27	17	7
壬	辛	庚	己	戊	丁	丙	乙	甲
辰	卯	寅	丑	子	亥	戌	酉	申

4、剖析：

沈殿霞本命屬金，屬身強，土是本命金之忌神。 而八字中有

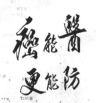

4.5 個土，本來她的姓名是一個十分好的姓名，可泄身強之金土，但可惜的是她卻用了一個常叫的名：肥肥。肥字屬土，肥肥五行為土土，強土是也。而體型肥胖，土重也。笑在五志中屬火，火生土，常笑則隨時助土也。做司儀用三個口講話，土太多也。常吃美食，重病時也不能戒口，三個去吃，土更多也。常打麻將至凌晨兩點，夜燈照為火，常照則強火，火生土，火強則土生；凌晨兩點為丑時，丑時屬土，土場強矣！

她 2001 年開始行十年己丑大運，己丑屬土，行足十年土運，之所以 2006 年患上癌症，這是因為是年為丙戌年，火土之年，再加己丑大運之土，土盛也。至 2008 年戊子年之上半年為戊土運，己丑日為土日，辰時為土時，再加己丑大運之土，一派強土之象，癌土肆無忌旦，令她於己丑大運戊子年甲寅月己丑日辰時不勝癌魔而離世。

卒於 2008 年 2 月 19 日早上 8 時 38 分。所揭示的五行信息是：丑土大運，戊土年，己丑土日，辰土時。土是本命金之忌神，土盛則金埋，命不保矣。

四、美食家原曉娟

大陸著名美食家原曉娟生於 1972 年，畢業於中國人民大學中文系，參與創辦《資訊與家庭‧美食》並任主編，參與創辦時尚集團第 15 種雜誌《美食與美酒》並任編輯部主任。她患病期間的網路日記《病床日記》擁有 12 萬讀者。

因為工作關係，她每週有數次試餐或品酒會。有時一天之內要到四個店去品嚐美食，還要邊嚐邊拍照邊寫文章，有一次竟然在四小時之內試吃二十八道法國菜，她說：「美食當前，絕不可錯過。」她的美食，多數都是煎的、炒的、炸的。她不但用三個口去吃，而且吃的多數是火的食物，加上 2006 年是丙戌火土之年，強大的火土場令她於 2006 年 7 月 7 日，被醫院確診為三期胃癌。接著，她於 9 月 12 日《請注意，此時是潤七月，五行屬申金》做了胃切除手術，動手術三個月後，她重新工作，成為一個沒有胃的美食家。

她告訴記者，自從她生病後就喜歡紅色，她說「我買了很多紅色的衣服」在生病整個治療期間，她確實是穿紅衣，連指甲也塗上紅色，她不自覺地為自己製造了一個火場，而且她經常是晚上兩點才睡，就是說，丑土之時加上夜之燈火，是一個強土場，加上 2007 年丁亥年上半年之火運，令她不敵癌魔，於 4 月 18 日去世。

原曉娟還告訴記者，她以前的腸胃很好，也沒有這方面的家族病史。然而為什麼會患上胃癌呢？她不理解。強調遺傳基因的現代醫學恐怕也很難理解。你或許會說，這可能是一個機緣巧合吧，但不管怎樣，它卻確實道破了其中的玄機。

第七章

癌能醫不能治

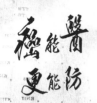

第一節　癌症是不治之症

一、玄學秘泄天機

宇宙的五行規律確實神奇，癌症從它立名的第一天起，已向宇宙散發了這個不治的信息。癌字五行屬土，治字五行屬水，治癌是水土相遇，土剋水，土勝。也就是說，治字與癌字相遇，根據五行絕對規律，結果是屬土之癌勝屬水之治，癌勝治。所以癌是不能治的，因此癌症是個不治之症。

二、西醫的論據

從現代醫學角度出發，目前癌症還是個不治之症。什麼叫不治？也就是說，沒有一種科學的確實治療方法或沒有一種特定的藥物能夠確實治癒它。

為什麼它是不治？以科學西醫的觀點，人體生病是因為細菌或病毒入侵所致。但當細菌或病毒入侵時，人體的免疫系統就會發出指令，免疫細胞隨即對入侵者進行攻擊，把細菌病毒消滅。於是人體就能轉危為安。

人體的免疫系統由免疫器官和免疫細胞所組成。免疫器官包括中樞淋巴器官（骨髓、胸腺）和外周免疫器官（包括脾臟和淋巴結），而脾臟則是人體最大免疫器官，除含有大量 T 細胞和 B 細胞外，還有漿細胞，它近似於淋巴結。免疫細胞包括淋巴細胞、巨噬細胞、單核細胞、粒細胞、肥大細胞、輔佐細胞……等，淋巴細胞除 T 細胞和 B 細胞外，還有殺手（NK）細胞及殺傷細胞（K）細胞。

人體保護身體最重要的免疫活動，是通過白血球去進行，白血球可說是與侵略者作戰的戰士。白血球分為：淋巴球、巨噬細胞、顆粒球等三種。儘管人體有強大的免疫系統，但為什麼卻不能有效地消滅癌細胞呢？這個問題問得好極了！答案是如此簡單：因為人體的免疫系統並未認為癌細胞是敵人，還認為是它的同類、是同胞兄弟、是朋友。既然不是敵人而是同胞兄弟和朋友，又有什麼理由去攻擊它、去消滅它呢？於是，癌細胞名正言順地瘋狂生長，直到把人體的營養吸個精光為止。人體的免疫系統失靈，致使癌症成為不治之症。

三、中醫的論據

為什麼它是不治？中醫認為，人體的五個臟腑各司其職：心

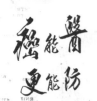

者，君主之官，神明出焉；肺者，相傳之官，治節出焉；肝者，將軍之官，謀慮出焉；脾者，諫議之官，公正出焉；腎者，作強之官，伎巧出焉。心為五臟之首，心為君主。而君主最重要的是什麼？就是神明！如果沒神且不明就成了昏君。歷史上有過不少昏君，昏君治國，國將不國，國體終會撕裂，最終亡國。當君之神不明而成為昏君時，國體危矣；當心之神不明而成為昏君時，人體危矣。

脾為諫議之官，脾為臣。而身為諫議之官的大臣的職責，就是要向君主進諫及建議，以便明辨是非，務求公正；以便清除奸細，杜絕隱患。若大臣不敢死諫，甚至不諫不議，則會令君主不明而成為昏君，國將不治矣。當脾之公正失卻而未盡諫議之職，人體病矣，甚者而不治矣。

請看，癌屬土，脾也屬土，都是"同志加兄弟"，作為諫議之官之脾，會向神明之君之心諫議，派兵圍剿消滅這些"同志加兄弟"嗎？自然不會！而沒有諫議之官的君主，自然也成了一個昏君，他也不可能發聖令去剿滅它。於是，癌在人體裡橫行霸道，肆無忌憚地瘋狂生長，人體的諫議之官失職，致使癌症成為不治之症。

中西合璧的論據：中醫的脾是諫議之官，西醫的脾是免疫器官。兩者都視癌是朋友而不是敵人，這是中西合璧令癌成為不治之症。

第二節　癌能醫，用金醫

一、玄學秘泄天機

　　五行信息秘泄天機：醫字五行屬金，癌字五行屬土，醫癌是金土相遇，土生金，金勝，屬金之醫勝屬土之癌，所以癌症能醫。

　　金能泄土，土遇金消；金能削土，土遇金移。中國有個家喻戶曉的寓言，叫做"愚公移山"，愚公為什麼能移山？首先靠的是精神的力量，這就是信心，相信一代移不了，下一代繼續，因為子子孫孫是不會窮盡的，只要持之以恆，鐵杵也能磨成針。第二就是靠鋤頭鐵鏟，沒有這些物質工具的幫助，光有精神的力量也不能搬走這座山，而鋤頭鐵鏟是什麼？它就是金嘛！是屬金的鋤頭鐵鏟把屬土的大山移掉。因此，玄學秘泄天機：癌能醫，用金醫。

二、西醫的證據

　　西醫對癌症患者採用手術療法、放射療法、化學療法、免疫療法、消融療法，令不少患者從鬼門關脫身。這是個不爭的事實，是癌症能醫的實證。而其中屢屢奏效的就是手術：開刀把它切除。

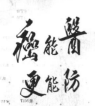

手術兩字五行屬金，而這把手術刀，就是道道地地的金，這就是金能醫癌的鐵證！

化學兩字五行屬金，化療之所以能醫癌，是因為它是金；免疫兩字五行也屬金，免疫療法之所以能醫癌，也是因為它是金；放射兩字五行也屬金，放射療法之所以能醫癌，也是因為它是金；消融療法五行也屬金，因為消融療法是用金針作放射之用，所以五行屬金，消融療法之所以能醫癌，也是因為它是金。

西醫這些療法，印證了玄學所秘泄的天機：癌能醫，用金醫。

三、中醫的證據

中醫醫癌採用丹藥、針灸、氣功等方法，也令不少患者從鬼門關脫身。這是個確切的事實，也是癌症能醫的實證。其中著名的有大腸攻下法、古方小金丹等。《癌症的治療與預防》一書的作者、中國著名中醫師孫秉嚴採用大腸攻下法醫好了不少癌症患者。

他透過此法令大腸把病邪清除出體外。而大腸屬金，五行信息所秘泄的直接天機，就是以大腸此金把癌土鏟除出體外。這就是為什麼孫秉嚴醫生能夠醫好不少癌症末期患者的玄機。又為什麼古方煉製的小金丹也有如此神效呢？除了眾所周知的原因外，還有一個不為人知的原因，那就是小金丹屬金。

四、中西合璧的證據

綜上所述,中醫與西醫通過各自不同的療法確實令不少癌症患者轉危為安,令不少患者逃過了鬼門關。而行之有效的所有療法,五行均屬金。這是中西合璧證實了玄學所洩露的天機:癌能醫,用金醫。

五、最易懂的證據

如果你真的患上了癌症,你第一件事要做的是什麼?你會不加思索地回答:去找醫生醫!如果癌症不能醫,你還會去找醫生醫嗎?當然不會囉!道理很簡單,正如飯可以吃,你才去吃,而垃圾不能吃,你就不會去吃的道理一樣,因為癌能醫,所以你才去找醫生!如果癌不能醫,你自然也不會去找醫生了!結論就是:癌能醫!根據中醫的哲理:有絕症,無死症!癌症是絕症,但不一定會死!

第八章

科學西醫治癌法

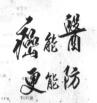

　　科學西醫治癌法，用一句話去概括，就是對抗療法。西醫認為，癌症是因為細胞產生變異而無節制的瘋狂生長，必須抑制它的生長，當不能抑制它的生長時，就必須採取果斷措施去消滅它！於是，以此為主導思想便產生了西醫治癌法：

第一節　手術療法

　　手術療法是西醫最常用最有效的治癌法，為了消滅癌細胞，不惜大面積開刀切除病變部位。這種方法，使不少患者逃過了鬼門關，但也令不少患者因此而失去了寶貴器官，甚至因此而殘廢終身。同時，還留下產生癌細胞轉移的隱患。

　　有證據顯示，對直徑超過三釐米的癌腫進行手術切除，極易引起術後癌細胞轉移。因此，對直徑超過三釐米的癌腫，通常是盡量不做手術切除。

第二節　放射療法

　　放射療法有人稱為電療，但正確的是應稱之為 "放療" 而不是 "電療"，它是利用粒子射束或高能量電磁波對病灶進行照射。一種是採用高能量放射線：包括 X 射線、鈷六十之伽瑪（ γ ）射線、電子射束、中子、質子以及重荷粒子射束。另一種是採用具放射線活性的物質做為放射源：包括：碘、鈷、銫、銥、鈀、磷等。放射療法屬局部性之療法，它可使照射部分的癌細胞即時死亡，但也可以使正常細胞死亡，因而使患者大傷元氣。

　　放射療法的優點是，它或許可使癌細胞快速消亡，患者因而得到痊癒；它或許可減輕病人的痛苦，從而改善了患者的生活品質。它可單獨使用，也可配合手術、化學治療同步使用，從而使手術、化學治療的療效提高。

　　放射療法的缺點是，對患者有一般性的副作用，可能產生皮膚紅腫變黑、癢痛，身體疲倦，食慾不振，白血球或血小板降低等。而不同部位的放療，則會產生不同形態的副作用。例如：頸部的放療，可能出現牙關緊閉，頸部僵硬，中耳炎及聽力減退，產生口腔黏膜炎，口腔黏膜紅腫疼痛，味覺遲鈍，因口乾而產生蛀牙……等症狀。腦部的放療，可能產生急性漿液性中耳炎，會有耳朵流水及疼痛，頭髮會掉落，劑量越大掉落越多，也可能產生噁心、嘔吐，這是因為放射線所造成的短暫性腦水腫所致。最嚴重的慢性副作用為腦部壞死，可能發生於治療後半年至數年間。下腹部的放療，可能產生膀胱炎而引起頻尿、血尿、小便疼痛……等現象，以及慢性直腸黏膜炎而引起的便血，也可能導致腹瀉、腹痛，下肢水腫。而有一部分病人，則可能因此加速死亡的步伐。

第三節　化學療法

　　化學療法是用化學藥品對癌症進行治療。其優點是，殺死癌細胞並使癌細胞不會繼續生長，以及保持新細胞的形成。缺點則是，對患者有不同程度的副作用，最常見的副作用會出現在骨髓、毛髮濾泡、消化道等部位。身體可能會出現以下症狀：

　　血小板減少、紅血球數目偏低、白血球數目減低、導致出現血尿、便血、牙齦出血等症狀，以及噁心、嘔吐、口腔疼痛、食慾喪失、便祕、腹瀉、胃炎及毛髮脫落等。還有其他的副作用，例如肺功能改變、皮膚顏色改變、尿液顏色改變、心臟功能受損、血管不適及脹痛、影響生殖能力、身體疲倦、發冷、頭暈、呼吸短促、咳嗽、虛弱、體溫約攝氏 38 度的低燒、皮膚出現瘀斑、排尿灼痛、傷口流血時間延長等。

　　化學療法就是用化學藥物對癌細胞進行毒殺，這種方法可毒殺癌細胞，能有效治療癌症，使部分患者痊癒。但它也可以同時毒殺正常細胞而令患者元氣大傷，會使患者產生各種不同程度的副作用，有的可能因身體虛弱而產生併發症或出現新的癌腫。而有一部分的病人，也可能因此加速死亡的步伐。

第四節　免疫療法

　　免疫療法是上述三大西醫傳統治癌療法之後的新療法。當患者採用放射或化學療法之後，進行免疫療法可加強免疫系統以達到消滅殘留癌細胞的目的。因而提高了這兩種療法的療效，並減少了它們的毒性作用，使患者得到更好的生活品質及更多的生存機會。

　　它是透過服食能增強身體免疫功能的藥物，達到增強身體的免疫力，從而加強對癌細胞的抗禦力。由於免疫功能的強弱與癌症的發生和發展有著密切的關係，加強人體的免疫功能，就能更有效地抵禦癌症。免疫療法的基本原理為，當自身免疫細胞活性經過強化以後，再由自身免疫機能發現癌細胞並加以排除，使身體的功能保持正常。

　　人體免疫系統的免疫活動，主要是由白血球進行的。白血球是與細菌病毒等侵略者作戰的戰士。白血球分為三種，分別是巨噬細胞、淋巴球、顆粒球，分別具有以下作用：

　　● 巨噬細胞的任務是吞噬細菌病毒及異常細胞。

　　● 淋巴球的功能是區分敵我，負責發動免疫細胞對細菌病毒及異常細胞進行攻擊。

● 顆粒球別名 "食細胞"，它像是一個清道夫，負責清除細菌病毒及異常細胞。

免疫系統的免疫功能，除了具有去除細菌病毒的作用之外，還有去除老舊細胞及異體細胞的作用，對於異體細胞的入侵，它可以產生抗體排斥移植的器官。但嚴重的問題是，腫瘤細胞或病毒感染的細胞是自身的細胞，它們並非異體細胞而只是自身的異常細胞而已，在辨識上困擾著免疫系統，免疫細胞要辨識及清除它是件十分不容易的事情，因為免疫細胞往往把它當成是自己人而樂於與它共存共榮。因此，要免疫細胞能夠辨識及清除這些腫瘤細胞或病毒感染的細胞，重要的任務，就是要增強免疫細胞的活性。

當免疫細胞的活性得到增強並且活化後，往往能夠如煉出了孫大聖的金睛火眼一樣，一眼就看穿腫瘤細胞的盧山真面目，有效地清除這些癌細胞。這就是為什麼儘管 "正常人體中每日產生大約十萬個癌細胞"，而不致於人人都罹患癌症的重要原因。為了能增強和活化免疫細胞，以達到辨識及清除癌細胞的目的，免疫療法大致採用以下數種方法：

1、服食能強化免疫機能的食品

強化免疫機能的食品一般都是含有特殊多醣體成分的食品，這種特殊多醣體是功能性多醣體，它被人體小腸的巨噬細胞吸收後，通過在人體多數細胞膜上的受體（CR）產生強大的催化效應，令

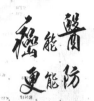

細胞核內某些作用得到增強從而活化細胞。

強化免疫機能的食品包括有桐核麥多醣體，這種屬於菇草多醣體的桐核麥多醣體存在於靈芝、巴西蘑菇、冬蟲夏草、列摺蕈等天然植物之中。所以，人體要獲得這種多醣體，最簡單的方法就是直接服食靈芝、巴西蘑菇、冬蟲夏草等天然植物。中國古人稱靈芝為起死回生之仙藥，恐怕是因為靈芝確實具有增強人體免疫功能之故。科學家通過小白鼠的實驗，確實證實了靈芝的顯著抗癌作用。還有米蕈、孢子性乳酸菌、啤酒酵母之活性多醣複合物質，這些都能活化人體的免疫細胞，例如巨噬細胞、T 細胞、B 細胞、自然殺手細胞……等。

免疫療法採用服食能強化免疫機能的食品的方法，更能讓人們接受，這是因為它相對於回植法，在經濟上顯得便宜很多。但缺點為不能讓患者即見其效，必須有待患者慢慢吸收才能收效。

2、免疫細胞回植法

這裡介紹兩種免疫細胞回植法。其中一種就是先從患者身上抽取 30cc 的末梢靜脈血，再從這些血液中分離出極少量的自然殺手免疫細胞（NK 細胞），然後在體外進行培養，並通過採用蛋白質去刺激它，大約經過兩週時間，當這些極少量的自然殺手細胞數量增加到 10 至 50 億個後，再用點滴的方式從靜脈打回病患者的體內。這種回植法有其暫時性的效果。

　　另一種就是從患者身上抽取之白血球進行培養，當 LAK 細胞、CTL 或 NK 細胞大量增殖後，再將其輸注回患者體內。因為 CTL 和 NK 細胞是人體內具有殺死癌細胞能力的主要細胞，但 LAK 細胞則非體內正常之族群，它是將 CTL 在體外利用高濃度之細胞激素培養後大量繁殖的細胞。所以這免疫殺手細胞能夠較快速、較有效地毒殺癌細胞而不會有排斥現象。但要能充分發揮抗癌效果，最關鍵的就是能夠繁殖足夠的細胞並使其有強化的活性。

　　這種回植法具有一定的效果。其優點是沒有什麼副作用，但缺點是非常昂貴。也有人反對說，免疫療法的結果是免疫細胞增多了，但癌細胞也會同時增大，究竟是誰吃誰？

第五節　消融療法

這是近幾年來才發明的肝癌療法，其具體方法是用一支針插入患者的五釐米以下的肝癌腫瘤處，並放射出電波，當電波與癌細胞結合時便會產生熱力，使溫度達到五十至六十度，從而殺死肝癌細胞。

消融療法的優點是，治療中僅傷及癌細胞周邊正常組織約一釐米，比起手術所做的大面積切除術自然要少得多，而且術後的細菌感染等併發症的機率也降至一兩成，較切除術的三成半至四成為低，術中死亡率只有百分之一，也比切除術的百分之五至百分之十還低，而治癒率則高達八至九成。醫學界將進一步研究，把此療法應用於治療其他癌症，例如：乳癌、骨癌、腎癌、肺癌及胰臟癌等。

第六節　斷食療法

　　斷食療法嚴格來說，它並不屬於西方主流醫學的療法，而只能屬於西方非主流醫學的療法之一，因為它是以西醫的細胞學為其核心內容，所以，我把這種獨特療法編入這個章節之中。

一、斷食療法的理論依據

　　斷食療法以布魯士蔬菜汁自然療法最為出名。據相關報導，自從 1950 年起，在歐洲至少已有 40,000 癌症患者因 Dr. Rudolf Breuss 的蔬菜汁斷食療法而重獲健康。

　　Dr. Rudolf Breuss 是一位草藥師，他在德國開了一間布魯士斷食診所，以蔬菜汁斷食法治療癌症等疾病。他認為，對於那些患有諸如癌症等疾病的病人，不應該被宣佈為不治。同時，他更認為，應該尊重那些並不是江湖術士而是有規範的傳統療法。他的斷食療法得到不少歐洲自然療法醫師的認同。但他卻受到西方主流醫學界的抵制並被告上法庭，然而法院最後還是判他可以繼續進行有規範的療法。

他畢生堅守此種信念並努力去實行，還將養生蔬菜汁的配方公開。他死於 1991 年，享年 92 歲。他的理論依據是：癌細胞的生存只能依賴固體食物及高蛋白營養。如果切斷了固體食物及高蛋白營養的供給，癌細胞便會因得不到蛋白質營養而被餓死。蔬菜汁是不含蛋白質的液體食物，它為癌細胞創造了餓死的條件；從另一個角度而言，免疫細胞如果沒有蛋白質也一樣無法生存，在飲用蔬菜汁期間，蛋白質的供給被終止，這些依賴蛋白質生存的免疫細胞為求生存，就會轉而攻擊腫瘤細胞，於是達到了自動清除腫瘤的作用。儘管布魯士蔬菜汁斷食療法會使病人失去不少體重，以及會產生一些不適的症狀，但不少病人卻可能因此而得救。

二、對布魯士 蔬菜汁斷食療法的剖析：

1、蔬菜汁配方：

- 馬鈴薯 3% Potato 一個（如雞蛋大）

- 甘筍 19% Carrot

- 黑蘿蔔 4% Black radish

- 甜菜根 55% Beet root

- 西芹根 19% Celeriae root

以上必須是有機植物。

剖析：

上述配方強調必須是有機植物，這就避免了本書所述的科學所剖析的致癌原因：“癌症病變形成的原因約有 30% 是和化學物質、遺傳、病毒、輻射線等因素有關，而有 70% 則是和我們的生活方式以及飲食有直接的關係。”另一方面從玄學所揭示的資訊是，馬鈴薯、西芹根五行屬金，這無疑對癌土起了泄瀉的作用。

2、蔬菜汁療法：

（1）早上起床後，先慢慢地喝下 70cc 的礦泉水。

（2）花 30 分鐘做力所能及的適當運動。

（3）每隔大約 30 分鐘喝一至兩口蔬菜汁，方法是先含在口中約 1 分鐘，再慢慢吞下。

（4）在中午 12 時前喝下至少 350cc 蔬菜汁，最好 30 分鐘喝完。喝時先含在口中約 1 分鐘，再慢慢吞下。

（5）自中午 12 時至晚上睡覺前再依 1 至 4 重做一次。

（6）全日中間可喝大量礦泉水。

（7）白天可配合泡熱水澡，晚睡前須用熱水泡腳約十五分鐘。

在 42 天之內只允許喝蔬菜汁及礦泉水。

剖析：

這種療法切斷了固體食物及高蛋白營養的供給，能達到癌細胞

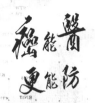

因得不到蛋白質營養而被餓死的目的，因為蔬菜汁是不含蛋白質的液體食物，它為癌細胞創造了餓死的條件。在此聲明，你若要進行蔬菜汁斷食療法，請勿依照上述的方法，你必須要在有經驗或自然療法醫師的指導下進行！因為實行這種斷食療法，可能會出現以下的症狀：

■產生食物過敏，可能發生在腸胃、鼻、皮膚等部位。例如皮膚出現濕疹、風疹、結癤、暗瘡等。

■產生感冒咳嗽，呼吸不暢等。

■產生病毒感染、陰道感染及對感染的抵抗力減少等。

■產生身體疼痛或遊走性疼痛，如肝膽疼痛、腰背疼痛以及產生痛經症狀，如胸腹部疼痛等。

■產生出血症狀，如便血、牙血等。

■產生腸胃失調，如腹脹、放屁，打膈或腹瀉或便秘等現象，以及厭惡脂肪性食物感等。

■產生疲勞乏力感及嗜睡現象等。

以上是身體部分中毒的症狀，若出現嚴重症狀或嚴重失調時，必須要去看醫生。懷孕或哺乳中的婦女請勿做蔬菜汁斷食療法。

第七節　藥物療法

　　西醫對癌症採用的藥物療法，以服食維生素 D 最為有效。美國加州大學 San Diego 分校 Dr. Cedric F. Garland 帶領的研究小組在美國《公共衛生雜誌（AmJ Public Health）》上發表文章，聲稱維他命 D 的自然形式 D_3，能夠明顯地降低人類罹患卵巢癌、乳腺癌、結腸癌及其他癌症的風險，表明這種療法對預防癌症十分有效。而缺乏維生素 D 者，如同吸煙致癌的機率一樣，將會增加以上癌症及其他癌症的發病率，同時也會增加癌症患者的死亡率。

　　加拿大多倫多大學研究人員通過對維生素 D 的檢測發現，大多數非白種人都缺少足夠的陽光維他命，這些人更容易患癌症。對此，加拿大癌症協會呼籲，非白種人應該比白種人攝入更多維生素 D。建議非白種人每天應攝入 1000 國際單位，而白人在秋天和冬天也應該攝取相同的量。但是，因為過多地服用維生素 D 可能導致維生素 D 中毒，所以美國國家科學院確立每天服食量應控制在 1000 國際單位的限量以內。

　　加拿大的某家庭醫生則建議他的病人，每天服食 500 國際單位維生素 D，並適當參加戶外活動，以增加自然陽光維生素 D 的攝取量，認為這是一項預防癌症的有效方法。

第九章

傳統中醫治癌法

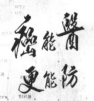

第一節　疏導療法

傳統中醫治癌法，用一句話概括之，即為疏導療法。

中國古時有一個大禹治水的故事，相傳四千多年前，鯀受命於堯帝，被派去治理已泛濫成災的洪水，鯀採用以土制水的方法，大力修築土堤壩以圍堵迅猛的洪水，儘管花了九年時間去治水，但結果總是堤壩被沖垮，而水患卻越來越厲害。由於沒有把洪水治好，鯀被後來繼位的舜帝處死了。後來，舜帝命鯀的兒子大禹繼其父職，大禹沒有採用父親以圍堵與水對抗的治法，相反地，採取開山挖河把水疏導的治法，治水十三年，三過家門而不入，終於治好了水患，使人民能安居樂業，因此舜帝決定禪讓帝位給他。

鯀治水之所以失敗，原因是採用與水對抗的"堵"法；大禹治水之所以成功，原因是採用將水導引的"疏"法。傳統中醫治癌法，正是採用與西醫治癌對抗療法相反的方式，如大禹治水般的疏導療法。中醫認為，癌症是因血瘀氣滯、經絡堵塞而產生。然而，究竟是什麼原因使人體出現血瘀氣滯而堵塞了經絡呢？中醫認為，人體的肝是為藏血之臟腑，肝虛而令肝不藏血，便會令血溢於肌膚，而溢於肌膚之血日久必成瘀血。積瘀成癌是中醫對癌症成因的一句名言。積與瘀是成癌之因，而瘀則是成癌之主要原因。

中醫認為血為氣之母，氣為血之帥，有血則能生氣，血瘀則氣不生，氣不生或氣少則不能統率血，因為統帥是軍隊的靈魂，統率血之氣帥出了問題，血因此而不行，痰濕因此而不散，於是積聚便生；另一方面，肝虛而令肝氣鬱結，氣鬱則氣滯而不順達，也導致血不行，血不行則成瘀，癌症因此而形成。既然癌的產生原因是由於積與瘀所造成，因此，只要把積消除、把瘀化掉，癌腫便無藏身之處。那麼如何消積化瘀呢？就要用中醫的特有方法“疏導療法”。因此，必須行氣活血化瘀通經以解其因。

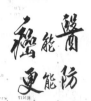

第二節　大腸攻下法

傳統中醫治癌法，其中行之有效的就數北京著名中醫師孫秉嚴在《癌症的治療和預防》一書中所介紹的方法。綜觀他在書中所述之治癌法，最核心、最精髓的，就是大腸攻下法。

中醫認為，臟與腑是人體中的一對陰陽，臟屬陰而腑屬陽，臟之病多數是陰病，即陰虛也；腑之病多數是陽病，即陽虛也。肝為臟屬陰，所以，肝之病的主要表現形式是陰虛，陰虛就是陰不足，反之就是陽太盛，陽盛則火旺，偏偏肝的特點是藏血之腑，而臟為陰，現在陽太盛則陰不足，陰不足則不能藏，故血便溢於肌膚而產生血瘀！所以，要杜絕血瘀產生，就必須治肝。

然而，中醫並不像西醫那樣，頭痛醫頭，腳痛醫腳。很多時候是頭痛醫腳，腳痛醫頭；左病右治，右病左治；上病下治，下病上治！現在病在肝卻不去治肝，而是應用五行相剋規律，採用肝病大腸治之獨特方法，這就是中醫的高明之處！大腸屬金，屬陽，所以大腸是陽金；肝屬木，屬陰，所以肝是陰木。金剋木，以陽金剋陰木，既符合五行規律，也順應了陰陽平衡。

大腸屬陽，它的病多數是陽病，就是陽虛。動與靜是陰陽的一對，動屬陽而靜屬陰。陽虛則動少，大腸就變懶，大腸懶就不願動，結果就是大便排不出而產生便秘。要讓大腸動，就要加強大腸的陽，當強化了它的陽之後，大腸就大動了，於是，大瀉產生了。這就是所謂的大腸攻下法。其好處就是以大腸之陽金剋肝之陰木，以治大腸之法達到醫肝之目的。它的結果就是使體內因肝虛產生的癌毒被大腸直接清瀉出體外。

大腸攻下法是最有效的中醫疏導療法，在孫秉嚴醫生的書中，介紹了很多成功的典型病例，現摘錄並對其進行剖析如下：

一、卵巢癌

趙××，女，59 歲。

1975 年 4 月發病，6 月經取腹水塗片檢查，找到癌細胞，診斷為右卵巢癌。1975 年 7 月份腹水發展快，腹脹憋悶，飲水即吐，前來就診。查體見身體消瘦，腹水使腹脹高於胸口。症屬寒淤水停毒結，治以溫腎暖脾，破淤攻水化毒。

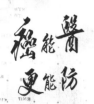

－－－成藥處方略

湯藥處方				該處方藥材的五行屬性剖析
陳皮 10g	法夏 10g	白朮 15g	白參 10g	金金土金
破故子 10g	核桃仁 15g	制附子 15g	乾薑 15g	水火金金
桂枝 10g	茯苓 15g	澤瀉 15g	豬苓 15g	水水土土
二丑 30g	檳榔 30g	川軍 15g	番瀉葉 15g	水金金金
山藥 15g	熟地 25g	阿膠 6g（沖）	雞血籐 15g	水木木土

　　每日一劑，水煎 2 次早晚分服。服藥後大便通暢，排出很多爛肉狀物（有的長約 5 寸），小便亦通暢。自 7 月 11 日開始服藥至 8 月 1 日，歷時 20 天後能下床活動。治療 3 個月後又到 ××× 醫院檢查，腫瘤已摸不到。

剖析：

　　該藥方用了二丑 30g、檳榔 30g、川軍 15g、番瀉葉 15g 四味中藥做為攻下藥，其中兩味用了 30g，整體來說可謂大劑量！而患者已腹水，足見她的病邪太盛，所以孫醫師立足攻水，猛藥下之，病邪便無可遁形！

　　另一方面，我在上述對該藥方各味中藥所做的五行屬性剖析，顯示該組方二十味藥材中有八味屬金，五味屬水，兩味屬木，一味屬火，四味屬土。根據我在上篇 "五行相對規律" 所述：五行中五種相生元素相遇時，量多者是勝利者。所以，這個藥方的總五行屬量最多的金，是金藥，這就是該藥方能使患者轉危為安的玄機。

二、賁門癌

王××，女，55 歲。

她 1969 年 1 月在北京 ×× 醫院接受乳腺切除術。次年 5 月嘔血、吐血，昏迷，又入該院，每日輸液輸血。診為乳腺癌，賁門轉移，於 1970 年 7 月 3 日來診。查體見面色蒼白浮腫，身體消瘦。患者已臥床月餘不起，來時血色素 3.5g，血小板 8.7 萬。症屬寒淤水停毒結，治以溫腎暖脾，破淤攻水化毒。

－－－成藥處方略

湯藥處方				該處方藥材的五行屬性剖析
肉桂 10g	炮薑 10g	白參 10g	菟絲子 20g	金土金木
熟地 15g	三棱 15g	莪朮 15g	桃仁 15g	木土金火
紅花 10g	厚樸 12g	枳實 12g	檳榔 30g	火金金金
二丑 30g	川軍 15g	元明粉 15g（沖）		水金水

每日一劑，水煎 2 次早晚分服。服藥後，大便很多，內有爛肉狀物，即能少飲湯水，所以自服藥日起未再輸液輸血，飲食日增。10 日後查血色素，增至 10g。胃腸造影見食管下端胃底賁門部位明顯充盈缺損，黏膜皺壁破壞，呈僵硬狀態，診為賁門癌。服藥至 1971 年 1 月（歷時 6 個月），一切症狀消失，查血色素 14g，血小板 20 萬，胃腸造影未見異常。追訪至今，未見復發。

剖析：

該藥方用了檳榔 30g、二丑 30g、川軍 15g、元明粉 15g（沖）四味中藥做為攻下藥，其中元明粉 15g（沖）做沖服，攻下作用更強。又因患者體質甚虛，故方中加上白參 10g，除可補其氣之作用外，白參五行屬金，更利化癌土。

另一方面，我在上述對該藥方各味中藥所做的五行屬性剖析，顯示該組方十五味藥材中有七味屬金，二味屬水，二味屬木，二味屬火，二味屬土。根據我在上篇"五行相對規律"所述：五行中五種相生元素相遇時，量多者是勝利者。所以，這個組方的總五行屬量最多的金，所以是金藥，這就是該藥方能使患者得以痊癒的玄機。

三、膀胱癌

陳××，男，73 歲。

經天津 ×× 醫院膀胱鏡檢查，診為膀胱乳頭狀癌，腫物約為 2.5×3 平方釐米。患者尿頻、尿痛、尿血，尿不暢或尿失禁，於 1973 年 3 月來診。查體見面色蒼白，體質消瘦，舌尖紅，苔黃膩，脈洪大而弦。症屬濕熱淤滯毒結，治以驅毒化淤攻下，清熱解毒利濕。

－－－成藥處方略

湯藥處方				該處方藥材的五行屬性剖析
生地 25g	天冬 15g	丹皮 10g	蟬蛻 10g	土水火金
薏米 15g	斑蝥 5 個	滑石 30g	半枝蓮 25g	金金土金
地膚子 25g	苦丁茶 30g	牛膝 12g	黨參 25g	水火火金
莪朮 15g	三棱 15g	二丑 25g	檳榔 25g	金土水金
元明粉 15g（沖）				水

　　每日一劑，水煎 2 次早晚分服。服藥後，隨小便排出很多像爛肉一樣的東西。3 個月後，天津 ×× 醫院復查，膀胱腫物 1.5× 2 平方釐米大小。繼續服藥至於 1975 年 3 月，北京 ×× 醫院做膀胱鏡檢查：右輸尿管口上方可見一個直徑 1.5 釐米的乳頭狀帶蒂腫物。以後又服藥 2 至 3 年，腫物完全消失，一切不適症狀也消失。

　　剖析：

　　該方攻下藥二丑 25g、檳榔 25g、元明粉 15g，只用中量劑而已，因患者屬熱症，方中用牛膝為引下藥，因牛膝善走下行，能降上炎之火，且牛膝能利尿通淋，所以牛膝是該方之中樞要藥。

　　另一方面，我在上述對該藥方各味中藥所做的五行屬性剖析，顯示該組方十七味藥材中有七味屬金，四味屬水，三味屬火，三味屬土。根據我在上篇 "五行相對規律" 所述：五行中四種相生元素相遇時，量多者是勝利者。所以，這個組方的總五行屬量最多的金，所以是金藥，這就是該藥方能使患者得以徹底痊癒的玄機。

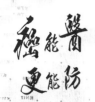

四、肺癌

何××，女，30歲。

於 1969 年初頸部出現腫物，疼痛，腫物隨吞嚥而上下移動，聲音嘶啞。5 月 19 日入北京 ×× 醫院手術治療，病理報告為甲狀腺左葉乳頭狀癌，並發現左側胸鎖乳突肌及頸前淋巴結轉移，放療 15 次，反應嚴重（聲嘶啞加劇，喝水即嗆，嘔吐）而停止。1970 年 7 月出現咳嗽、痰中帶血，原手術部位又出現腫物，北京 ×× 醫院拍片檢查，發現已轉移到兩肺，1970 年 11 月 17 日來診。查見身體消瘦，面色蒼白，重度貧血貌，舌質紅，苔黃膩，脈沉細數。症屬熱淤毒結，治以清熱解毒，化淤攻下。

－－－成藥處方略

湯藥處方				該處方藥材的五行屬性剖析
白花蛇舌草 25g	蘆根 15g	花粉 30g		金金金
元參 30g	生地 30g	海藻 15g	牡蠣 15g	水土木木
女貞 12g	旱蓮草 12g	杏仁 12g	桃仁 15g	土木金火
紅花 15g	川軍 9g	二丑 15g	檳榔 15g	火金水金

每日一劑，水煎 2 次早晚分服。服藥後大便中排出很多爛肉狀物。1971 年 8 月 26 日經北京 ×× 醫院拍片復查，肺部病變較前有明顯吸收，於當年 8 月懷孕。1972 年 1 月 25 日又拍肺片檢查，肺癌病灶消失。原有的甲狀腺腫物亦消失。1977 年 11 月追訪正常。

剖析：

因患者病灶在肺，又屬熱症，肺熱必燥，所以該方重用花粉、生地、白花蛇舌草、蘆根以清其熱，並重用元參以滋其陰，配以中小量之川軍 9g、二丑 15g、檳榔 15g 做攻下藥。杏仁有苦降潤泄之功，起到止咳潤喉、破壅通便之效，更利攻下驅毒。

另一方面，我在上述對該藥方各味中藥所做了五行屬性剖析，顯示該組方十五味藥材中有六味屬金，兩味屬水，三味屬木，兩味屬火，兩味屬土。根據我在上篇 "五行相對規律" 所述：五行中五種相生元素相遇時，量多者是勝利者。所以，這個組方的總五行屬量最多的金，所以是金藥，這就是該藥方能令患者得以痊癒的玄機。

五、頸椎癌

李 ××，女，39 歲。

她於 1966 年 5 月開始感到頸部疼痛，抬頭和轉動受限制，逐漸痛重而臥床，天津 ×× 醫院 X 光檢查見第六頸椎右側椎體破壞，椎弓不連，診為第六頸椎癌，已無法手術，未予治療。她於 1966 年 8 月 17 日來診。查體見消瘦，面色萎黃，重度貧血面容。右頸項局部腫硬，壓痛，頭不能轉動，右上肢不能抬舉。當時體重 45 公斤。症屬寒淤毒結，治以溫陽化淤驅毒攻下。

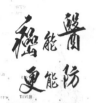

———成藥處方略

湯藥處方				該處方藥材的五行屬性剖析
陳皮 10g	肉桂 10g	乾薑 20g		金金金
川烏 10g	草烏 10g	三棱 12g	莪朮 12g	金金土金
當歸 15g	桔梗 10g	細辛 6g	川斷 15g	金火水金
木香 15g	枳實 15g	川軍 15g	檳榔 15g	金金金金
二丑 15g	鹿角膠 15g	元明粉 10g（沖）		水木水

每日一劑，水煎 2 次早晚分服。服藥 10 個月後，一切不適症狀消失，體重增至 63.5 公斤，於 1968 年 6 月 7 日恢復工作。廠裡同事稱之"活見鬼"，1985 年 5 月追訪，她仍健在。

剖析：

因患者病灶在骨，又屬寒症，所以該方用鹿角膠以補腎助陽，加上一味川斷以強腎利骨，並以肉桂、乾薑、川烏、草烏做驅寒之藥，輔以川軍 15g、檳榔 15g、二丑 15g 做攻下藥，藥能對症，自然能藥到病除！

另一方面，我在上述對該藥方各味中藥所做的五行屬性剖析，顯示該組方十八味藥材中有十二味屬金，三味屬水，一味屬木，一味屬火，一味屬土。根據我在上篇"五行相對規律"所述：五行中五種相生元素相遇時，量多者是勝利者。所以，這個組方的總五行屬量最多的金，所以是金藥，這就是該藥方能使患者得以痊癒的玄機。

又因為該組方屬金的中藥佔了該藥方的大半，是強金！強金則大利泄癌之土，這是從五行信息方面作的分析。但配方必須要與患者對症，該藥方正是十分對症，中醫有句話，醫病容易診症難，只要對症，用藥便能一通百通了。所以這個病例能收到令人驚訝的"活見鬼"效果，就是基於上述的兩個重要原因。

六、肝癌

閻××，男，31 歲。

他自 1982 年 9 月起胃脘部疼痛，食慾減退，大便不暢。1982 年 9 月 27 日北京 ×× 醫院超聲波檢查結果，左肝大 7.6×7.8 平方釐米，右肝大 10.3 釐米，印象：1. 肝內血管瘤；2. 肝癌待除外。10 月 5 日來北京 ×× 醫院掃描檢查為"肝內佔位性病變"，診為肝癌。於 10 月 5 日再次掃描檢查，診斷同上，未予收治。他於 1982 年 10 月 18 日來診。查體見面色黃染，體瘦如柴，肝區疼痛及腰。脈弦細沉緊。症屬寒濕內盛，肝鬱毒結，治以溫中祛寒濕，化淤驅毒攻下。

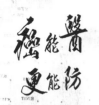

———成藥處方略

湯藥處方				該處方藥材的五行屬性剖析
陳皮 10g	良薑 10g	桂枝 15g	柴胡 15g	金金水火
川楝子 15g	青皮 10g	肉桂 15g	炮薑 15g	土火金土
制附子 15g	熟地 30g	白朮 15g	茯苓 15g	金木土水
砂仁 6g	斑蝥 10 個	滑石 15g	急性子 20 粒炒	水金土火
元胡 10g	二丑 10g	檳榔 10g		金水金

　　每日 1 劑，水煎 2 次早晚分服。服藥 1 個月後，黃染消退，肝區疼痛減輕，腫塊縮小，飲食增加。又連續服藥 2 個月，不適症狀全部消失，超聲波檢查，肝腫塊消失，2 年後能參加田間勞動。1987 年 5 月追訪他，一切良好。

剖析：

　　因患者病灶在肝，肝屬木，木最怕火，通常肝病都是熱症的多，但此例病症卻是寒症。所以該方用良薑 10g、桂枝 15g、肉桂 15g、炮薑 15g、制附子 15g 等大劑量的大溫大熱之藥，並以柴胡為肝經之引藥，輔以斑蝥 10 個做為以毒攻毒之用，巧用二丑 10g、檳榔 10g 做攻下！

　　另一方面，我在上述對該藥方各味中藥所做了五行屬性剖析，顯示該組方十九味藥材中有七味屬金，四味屬水，一味屬木，三味屬火，四味屬土。根據我在上篇 "五行相對規律" 所述：五行中五種相生元素相遇時，量多者是勝利者。所以，這個組方的總五行屬量最多的金，所以是金藥，這就是該藥方能使患者得以痊癒的玄機。又由於該藥方有較多的金藥，所以除了能泄化癌土之外，還能對患者之病灶肝木起到剋制的作用。此為一石二鳥！這也是一個直接的肝病大腸治的典型案例。

七、食管癌

田××，女，61歲。

她於1959年4月發現進食噎，用水送下才可，食少便乾，進行性消瘦。至5月下旬，食噎症加重，吐白粘沫，湯水有時嚥下也困難。5月29日天津×醫院拍片檢查，診為"食管中段癌"，建議手術治療，患者拒絕。她於1959年6月1日來診。查體消瘦，面蒼白無華，舌淡苔白，脈沉細而弱。症屬寒淤毒結，治以溫陽解毒化淤攻下。

－－－成藥處方略

湯藥處方				該處方藥材的五行屬性剖析
黃藥子60g（單包，加白酒二兩兌水先煎半小時，再與諸藥同煎）				
三棱12g	莪朮12g	熟地30g	番瀉葉10g	水金木金
肉桂15g	威靈仙15g	木香10g	畢拔10g	金水金金
桂枝10g	乾薑10g	制附子10g	荷梗10g	水金金火
紫菀10g	丁香10g	郁金15g	黨參15g	金水火金

每日一劑，水煎 2 次早晚分服。服藥 1 個月後即能吃一般食物，9 月 5 日天津 × 醫院拍片復查，食道癌病灶消失。治癒 27 年，現健在。

剖析：

因患者病灶在咽喉，又屬寒症，所以該方重用屬金的黃藥子，黃藥子能解毒消腫、化痰散結，但性偏寒有小毒，故用白酒先煎而去其寒氣及毒性，以對其症。方中用畢拔 10g、肉桂 10g、乾薑 10g、制附子 10g、桂枝 10g 做驅寒之藥，還加強理氣之藥，如木香、丁香、郁金以理氣降逆，輔以番瀉葉 10g 做攻下藥，藥對其症，自然能收其效！

另一方面，我在上面對該藥方各味中藥所做了五行屬性剖析，顯示該組方十七味藥材中有十味屬金，四味屬水，一味屬木，兩味屬火。根據我在上篇 "五行相對規律" 所述：五行中四種相生元素相遇時，量多者是勝利者。所以，這個組方的總五行屬量最多的金，所以是金藥，又因為該組方屬金的中藥佔了該藥方的大半，是強金！強金則大利泄癌之土。這就是該藥方能使患者得以痊癒的玄機。患者經過僅僅三個月的治療，就能令食道癌病灶消失，是基於上述的兩個重要原因。

八、腦瘤

李××，女，14 歲。

她自 1970 年 6 月 16 日起頭痛、頭暈、嘔吐，現已半個月。顱面及左上肢麻木，至 8 月 10 日臥床不起。經 ××× 醫院顱正側位 x 線片報告，顱內腫瘤不能除外。1970 年 6 月 18 日天津醫學院 ×× 醫院腦系科檢查，右額頂佔位性病變，建議手術探查，患者家長不同意。1970 年 6 月 23 日來我院門診治療，檢查，面黃消瘦，中度貧血，舌質紅，苔黃微膩，胃臍部壓痛，脈沉細而數。症屬寒鬱化火，熱毒內蘊夾肝鬱，治以清熱解毒，化鬱攻下。

－－－成藥處方略

湯藥處方
腦瘤湯加黃芩 9g、生石膏 15g、生地 9g、元參 9g、羚羊粉 0.6g

2 次沖服，丸藥消瘤丸每日 2 至 5 丸。服 3 劑後，頭痛減輕，嘔吐已止，大便排出粘凍狀物很多，飲食增加，精神轉好。服藥至 1970 年 11 月，症狀逐漸好轉，頭已基本不痛，能看書學習。至服藥至 1971 年 8 月又經天津醫學院 ××× 醫院檢查，腫瘤完全消失，復學，學習成績尚好。1973 年 7 月追訪，繼續上學，功課尚好，只有用腦久稍有遲鈍，無其他後遺症。

剖析：

這個案例用的是腦瘤湯和消瘤丸，而腦瘤湯和消瘤丸兩個藥方中屬金的中藥佔有壓倒性的優勢，兩個藥方的總五行恰恰也是屬金，是金藥；同時，採用的也是大腸攻下法，加上能對其症下藥，所以能使患者痊癒。孫秉嚴在總結醫治腦腫瘤的經驗時寫下以下體會：

「從臨床治療顯效和基本治癒的 24 例腦腫瘤中，我們認為致病原因多由於體內蘊藏毒結，病久毒深，即體內的寒濕，風濕，風熱，傷食，停飲（誘因）傷害肌體所致。……腦腫瘤的主要矛盾是內部毒邪久鬱，也就是邪實為致病的主要矛盾。所以化鬱、解毒、通結、攻下是治病的主要方法。

體會：

在運用化鬱解毒、通結攻下的療法中，一定要掌握攻而無損，下而無傷，既消除腫瘤，又不傷正氣。腦瘤病人多兼有正虛的表現，在治療上則要根據具體情況做具體分析。有的先治邪實，再治正虛，有的則補至袪邪同治。」

以上是筆者對孫醫生的大腸攻下法的部分案例及其經驗心得的剖析。他的案例有力地證明大腸攻下法的療效，有力地證明了孫秉嚴醫生是一個成功地應用中醫疏導療法去醫治癌症的中醫生，也有力地證明了玄學所泄之天機：癌能醫，用金醫。

孫秉嚴醫生在中國是十分有名的中醫治癌專家，被譽為"癌症剋星"。在此特別聲明，以上有關藥方只做參考，不要照抄及服用。你必須請有經驗的中醫師診斷後，再為你開以上的藥，就更加安全穩當。

第十章

生物全息治癌法

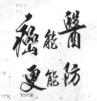

《生物全息診療法》一書是由中國著名生物理論家張穎清教授所著。

第一節　突破癌區

　　在本書的第五章裡，既然張教授的全息生物學理論已深刻且有創見地道破癌是滯育的全息胚，那麼，“突破癌區”就應該毫無疑問地成為“醫癌的新戰略”了。根據這種戰略指導思想，因為它是細胞滯育，要突破癌區，就要讓它繼續發育，而不是像西醫那樣殺死它。這是一種全新的醫癌觀。那麼，怎樣才能讓滯育的癌細胞突破癌區呢？

一、採用動物源全息胚分化促進劑

　　張教授通過研究分析指出，如果採用以下所述的動物源全息胚分化促進劑，則有可能達到突破癌區的目的：

1、激素類：

　　包括甲狀腺素、促甲狀腺素、雌激素、康皮質激素、催乳激素、孕酮、蛻皮激素、前胸腺激素、保幼激素、促紅細胞激素、胰島素等。

2、動物類：

（1）包括動物的肝臟、腎臟、甲狀腺、骨骼肌等器官或組織等。

（2）胚胎提取物。

（3）低等動物：包括白花蛇、蛇蛻、蜂房、斑蝥、土鱉蟲、全蠍、蜈蚣、地龍、僵蠶、穿山甲、壁虎、水蛭、蟾蜍、蛤殼、蝸牛、蜣螂、蟹殼等。

二、採用植物源全息胚分化促進劑

張教授通過研究分析指出，如果採用以下所述的植物源全息胚分化促進劑，則有可能達到突破癌區的目的：

1、植物激素及植物發育調節物質：包括半枝蓮醛、乙烯、細胞激動素、玉米素、生長素、脫落酸等。

2、中草藥

（1）仙鶴草：有三種突出的抗癌指示性狀，對癌細胞的抑制率為 100％，對正常細胞的抑制率為 -100％，即對正常細胞的增值率為 100％。

（2）白毛藤（白英）：有三種抗癌指示性狀，對癌細胞的抑制率為 100％，對正常細胞完全沒有抑制。

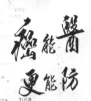

（3）敗醬根：有兩種抗癌指示性狀，對正常細胞完全沒有抑制。

（4）具有兩種抗癌指示性狀、對癌細胞有強抑制作用、對正常細胞抑制作用弱的有：瞿麥根、山歸來、山豆根、半枝蓮、大棗、萱草、田七、甘草、水楊梅、升麻等。

第二節　針刺癌的全息區

張教授採用針灸癌的全息區的方法，目的是給相應部位傳遞一種良性的資訊，以喚醒那些沉睡不育的細胞重新繼續發育，達到突破癌區的目的。他發現並創立了第二掌骨側全息穴位群，全身所有病變部位都可以在第二掌骨側全息穴位群中找到相應的針治點。

一、第二掌骨側全息區穴位圖

如圖所示，在第二掌骨側有一組全身區域的穴位：從上至下依次是頭穴、肩頸穴、上肢穴、心肺穴、肝膽穴、脾胃穴、十二指腸穴、腎穴、腰穴、下腹穴、腿穴、足穴。共十二個穴位。

取穴方法是：掌骨側的最頂部是頭穴、最底部是足穴。

頭穴與足穴的中點是脾胃穴。

脾胃穴與頭穴的中點是心肺穴。

脾胃穴與足穴的中點是腰穴。

脾胃穴與心肺穴的中點是肝膽穴。

把頭穴與心肺穴的距離三等分，近頭穴三分之一處是肩頸穴，近心肺穴三分之一處是上肢穴。

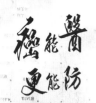
把脾胃穴與腰穴的距離三等分，近脾胃穴三分之
一處是十二指腸穴，近腰穴三分之一處是腎穴。
把腰穴與足穴的距離三等分，近腰穴三分之一處
是下腹穴，近足穴三分之一處是腿穴。

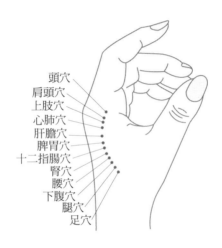

頭穴
肩頭穴
上肢穴
心肺穴
肝膽穴
脾胃穴
十二指腸穴
腎穴
腰穴
下腹穴
腿穴
足穴

二、針刺癌的全息區

1、按部位取穴：

如果癌腫在頭部，就針頭穴；如果癌腫肩部，就針肩穴；如果
癌腫在上肢，就針上肢穴；如果癌腫在心肺區域，就針心肺穴；如
果癌腫在肝膽部位，就針肝膽穴；如果癌腫在脾胃部位，就針脾胃

穴，如果癌腫在十二指腸，就針十二指腸穴；如果癌腫在腎部，就針腎穴；如果癌腫在腰部，就針腰穴；如果癌腫在下腹部，就針下腹穴；如果癌腫在腿部，就針腿穴；如果癌腫在足部，就針足穴。

2、循經取穴：

如果癌腫在骨在耳在膀胱在腎部，可針腎穴；如果癌腫在鼻在皮在大腸在肺部，可針肺穴；如果癌腫在舌在血管在小腸在心部，可針心穴；如果癌腫在眼在筋在膽在肝部，可針肝膽穴；如果癌腫在口在肉在胃在脾部，可針脾胃穴。

第十一章
玄學信息醫癌法

第一節　用金醫

一、醫癌的戰略

1、強金移土

　　五行的相對規律告訴我們：金能生水，水多金沉；水能生木，木多水乾；木能生火，火多木焚；火能生土，土多火滅；土能生金，金多土移。玄學洩露的"癌能醫，用金醫"的天機已給我們制定了醫癌症的戰略，這就是強金移土。宇宙有兩個元素是勝土的，一個是木，另一個是金，醫癌症為什麼不選擇木而要選擇金呢？首先，你必須懂得，土場出了問題是有陰陽兩面的：或者是土太多，此為陽盛；或者是土太少，此為陰盛。無論是太多或太少都是土場的陰陽失調，或稱之為陰陽不平衡。

　　土太少者用什麼方法去令它不再減少呢？比如這座小山丘的泥土流失，如何不再讓它流失？"那還用說，植樹造林不就得了唄！"你會不加思索地回答。這個樹林是什麼？是木嘛！木能剋土，土少者以木固之！土太多者用什麼方法去減少它呢？比如這座小山丘擋住了去路，如何搬走它？"那還用說，用鋤頭鐵鏟鏟平它不就得了唄！"你會不加思索地回答。這個鋤頭鐵鏟是什麼？是金嘛！土能生金，土太多者以金泄之！強金能化土，強金能削土，強金能移土。只有金才能把土山移走，只有金才能把癌土鏟除。

中醫治病有個原則就是陰陽平衡："實則瀉之，虛則補之；熱則寒之，寒則溫之；陽則陰之，陰則陽之。"說來也神，對於土的這種陽盛之症，按道理是要"陽則陰之"的，而所用之金，也竟然是屬陰，因為宇宙的五行中，金水為陰，火木為陽，土為中，此為宇宙之三元，正是由此三而化生出宇宙的萬物。所以用陰金來削減陽盛之土，使之達到陰陽平衡，這正是順應了這個宇宙陰陽五行的特定規律。反之，土太弱則為陰盛，"陰則陽之"，所以要用陽木來強固之，以達到陰陽平衡，此為土虛木固也。因此，強金移土是醫癌的第一戰略。要鏟除癌土，必須強金，從宏觀角度而言，就是要建立一個強大的金場，這就是醫癌的重要戰略。

2、減火弱土

既然火作怪和土作祟是導致癌症產生的重要因素，所以必須遠離火場，更要主動的杜絕火場，火少土弱、火滅土絕。火生土，土有火相助就更加土。例如：吸煙致癌是因為煙火生癌土，如果你是上癮的煙民又不想生癌，我勸你還是盡快戒煙的好。而燒烤的食物屬火，少吃燒烤的食物，可使人減低患癌的機會。

據統計，晚睡者罹患癌症的機率比正常人高出五倍。常上夜

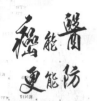

班者易生癌，是因為燈光屬火，長年累月夜夜身處火場，必定使土場也隨之增強，癌土因而一發不可收拾地衝你而來！所以上夜班者要避免生癌，唯一的方法就是滅火強金。五行的絕對規律是水剋火，當你上夜班時就一定要加強你的水場：黑色或藍色屬水，穿水衣—黑色或藍色衣服、戴水帽—黑色或藍色帽、穿水鞋—黑色或藍色鞋。食水餐—晚餐吃魚，魚屬水。夜班當晚喝六杯水，六屬水，六杯水就水上加水，是為強水！上夜班時穿金戴銀，如果怕被打劫，穿銅戴鐵也無妨。白色屬金，穿金衣—白色衣服、戴金帽—白色帽、穿金鞋—白色鞋。金能生水，壯旺水場；金能刑火，金多火弱；金能泄土，金多土移。這樣便可令你的火場及土場減弱而避免產生癌土。記住千萬不要戴珠寶玉石首飾，因珠寶玉石屬土而利癌土。

要醫癌症這個土病，你就要弱這個土，要癌魔不上你的身，你就要遠離這個火。當你知道火可令土強旺這個道理之後，你就要懂得弱這個土，要預防癌土，你不但避火而且還要主動去滅火，以削弱這個強大的火場。因此，滅火弱土是醫癌的第二戰略。

二、醫癌的戰術

有了醫癌的戰略方針，就不難制定醫癌的戰術方法，這就是用

210

金醫。用有形的金和無形的金去醫。這些所謂的金，本質上只是一種信息而已，這就是金場。

1、用金醫

用金醫？說實在，這也是夠玄的了！這個病的確花了患者不少的金！你看，西醫講這種病沒得治，為求生存的患者，必定會不惜花重金去求醫，以確保自己避過此劫。這就是用金醫，確實是真金白銀的用金醫啊！

但我講的用金醫並不是單指這方面，這個所謂的金，概括起來有以下幾種廣義的金：

（1）**真金白銀的金**：這就是金錢。患了癌症，如果沒有金錢，則絕對醫不好，因為你沒辦法看醫生，也沒辦法買到藥，更沒辦法接受任何治療。相反地，你有很多錢，你用大量的金錢，採用各種方法，便有機會使你逃出鬼門關，金錢越多，痊癒的機率越高。

（2）**手術刀的金**：罹患癌症時，用這把金刀將它切除，確實是使不少患者安全的逃出了鬼門關，儘管因此而失去部分肢體或器官。

（3）**西醫針的金**：西醫消融療法所用的針，通過這支金針放射電波，使肝癌在六十度的溫度中死亡，病患者因此而痊癒。

（4）**實物中藥的金**：這是通過實物中藥所傳達的一種信息而已，但並不是真實的金，但通過這種中藥金，確實也使曾經到了鬼門關的患者回頭。

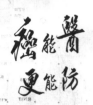

（5）**針灸針的金**：這種金只是給人體傳達一種信息而已，它並不如手術般立即顯效，但它也不會像手術刀那樣，使你失去部分肢體或器官。

針灸只針勿灸，因為灸為火，火生土，所以忌灸。當針入穴道時，金氣直入肉土之中，土遇金即化，使你得到意想不到的效果。由於是脾土出了問題，因此要直接找這位當事者，唯脾經是問。

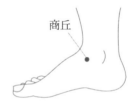

究竟脾經哪個穴位可以運化這個脾盛之土呢？當然是金穴囉！又哪個穴位是脾經的金穴呢？它就是脾經的經穴、屬金的商丘穴。商，古指漏刻，計時之器也；商，也是古代五音之一，五行屬金。丘，土山也。商丘穴是公孫穴內氣血的出口之一，它的氣血通道猶如漏刻滴孔般細小，因此氣血運行到此穴時猶如花灑般的強勁快速，並產生涼燥的風氣迅速通過本穴。所以，當來自公孫穴具有濕熱狀態的氣血物質經過本穴後，能很快散熱而化為涼性之氣，表現出肺金的秋涼燥氣特徵，故本穴屬金。同時，強勁的秋燥風氣吹走

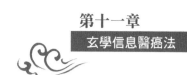

了本穴中的脾土微粒，此處脾土如廢墟一般，故名商丘。正是因為商丘穴有這種運化脾土的金性，所以，針之便能起強金削土之功效。那麼用什麼針法針此穴呢？

脾土太盛是為實證，實則瀉其子，所以，要用瀉法針瀉土之子金，即瀉金穴商丘。這裡所謂瀉是對脾土而言，因為它是脾經之穴，瀉法之後是令脾土少了，令脾土之太盛變為不盛、令脾土之太實變為不實。但對金而言就是補了金，令金更強盛。因為針此穴時，令這穴道的經絡更通暢，秋燥風氣流動得更快速更強勁，更快更多地吹走過盛的脾土微粒，其結果是土生金、金更強盛。金強盛的結果是什麼？結果正如前面所說的愚公移山這個故事一樣，能夠把阻擋你健康的大山移走！

取穴方法：

足內踝前下方凹陷中，在內踝尖與舟骨結節連線的中點取穴。取直刺法，入針 0.4 寸，局部酸脹感。十二時辰的申時酉時屬陰金，所以針脾經經穴商丘這個強金削土之穴最好是在申時酉時下針，因為此時宇宙的金氣信息特強，即在下午三時至七時之間下針。

下針方法：

針取逆時針旋轉的瀉法。採用強刺激運針法。運針四次或九

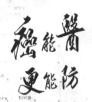

次，針四或九或十四或十九分鐘即可。出針時拔針要迅速，不壓針孔，實證而不是血友病患者，可酌情放血。以上是中醫其中一種用金醫的方法，而另一種用金醫的方法就是大腸攻下法，下面的服金藥就是大腸攻下法的實際運用。

2、服金藥

（1）配法：

a、全用金藥配成一個藥方，如以下（9）a所述陰虛者之方一。所以這個藥方屬金藥。

b、用金藥加木藥配成一個藥方，如以下（9）a所述陰虛者之方二。根據五行絕對規律，金剋木，金勝，因此該藥藥方總五行屬金，屬金藥。

c、用大部分金藥加其他藥配成一個藥方，如以下（9）中a陰虛者之方三及c陰陽兩虛者之方三，根據五行勝敗的相對規律，五行中數種相生或相剋元素相遇時，量多者是勝利者，因為藥方中金藥佔大多數，所以金勝，因此該藥方總五行屬金，屬金藥。

（2）藥量：

一劑四味藥或九味藥；十四味藥或十九味藥。每味藥4錢或9錢、4g或9g；14g或19g或24g或29g。

（3）煎法：

先把藥浸泡約一個鐘頭，倒進煎藥煲內，加水蓋過藥面，再用文火煎至九分滿（約大半碗滿），倒出藥液後加水再翻煎一次至九分滿，把頭煎與翻煎之藥混和，分成四份，一日之內服完。

（4）在此提供幾味屬金的中藥做參考：

仙鶴草、黃蓍、黨參、乾薑、玉桂、吳萸、半枝蓮、白花蛇舌草、山慈菇、莪朮、大黃、人參、甘草、沙參、百合、麥冬、玉竹、全蠍、蜈蚣、瓜蔞、法夏、蟬蛻、薏苡仁、霍香、延胡、乳香、白果、蟾酥、蜂蜜、大蒜、陳皮、制附子、番瀉葉、川軍、檳榔、黃藥子（注：人參有紅白之分，紅參為溫補，白參為涼補。）

（5）在此提供幾味屬木的中藥做參考：

牡蠣、海藻、淫羊霍、紫河車、穿山甲、地龍、山茱萸。

（6）在此提供幾味屬水的中藥做參考：

冬蟲夏草、蛤蚧、元明粉、甘遂、芫花、知母、葶藶子。

（7）在此提供幾味屬火的中藥做參考：

水蛭、紅花、桃仁、虻蟲、前胡、牛膝、赤芍。

（8）在此提供幾味屬土的中藥做參考：

炮薑、三棱、沒藥、川楝子、王不留行、血竭、雞血藤。

關於中草藥的五行屬性，將在我的科學與玄學叢書之二《神奇的五行》一書中發表。

（9）在此提供幾種中藥方做參考：

a、陰虛者：

方一：半枝蓮9錢、莪朮9錢、仙鶴草9錢、大黃4錢或9

錢。

方二：沙參 4 錢、玉竹 4 錢、瓜蔞 4 錢、牡蠣 4 錢或 9 錢、薏苡仁 4 錢、半枝蓮 9 錢、莪朮 9 錢、仙鶴草 9 錢、大黃 4 錢或 9 錢。

方三：半枝蓮 9 錢、莪朮 9 錢、三棱 4 錢、仙鶴草 9 錢、大黃 4 錢、元明粉 4 錢、海藻 9 錢、知母 4 錢、牡蠣 9 錢。

或

方一：半枝蓮 29g、莪朮 29g、仙鶴草 29g、大黃 14g 或 29g。

方二：沙參 14g、玉竹 14g、瓜蔞 14g、牡蠣 14g 或 29g、薏苡仁 14g、半枝蓮 29g、莪朮 29g、仙鶴草 29g、大黃 14g 或 29g。

方三：半枝蓮 29g、莪朮 29g、三棱 14g、仙鶴草 29g、大黃 14g、元明粉 14g、海藻 29g、知母 14g、牡蠣 29g。

b、陽虛者：

方一：莪朮 9 錢、仙鶴草 9 錢、人參（紅）4 錢、大黃 4 錢或 9 錢。

方二：莪朮 4 錢、仙鶴草 9 錢、乾薑 9 錢、大黃 4 錢或 9 錢。

方三：莪朮 9 錢、仙鶴草 9 錢、人參（紅）4 錢、乾薑 4 錢、淫羊霍 4 錢、牡蠣 9 錢、吳萸 4 錢、瓜蔞 4 錢、大黃 4 錢或 9 錢。

或

方一：莪朮 29g、仙鶴草 29g、人參（紅）14g、大黃 14g 或 29g。

方二：莪朮 29g、仙鶴草 29g、乾薑 29g、大黃 14g 或 29g。

方三：莪朮 29g、仙鶴草 29g、人參（紅）14g、乾薑 14g、淫羊霍 14g、牡蠣 29g、吳萸 14g、瓜蔞 14g、大黃 14g 或 29g。

c、陰陽兩虛者：

方一：乾薑 4 錢、淫羊霍 4 錢、牡蠣 4 錢或 9 錢、吳萸 4 錢、瓜蔞 4 錢、半枝蓮 9 錢、莪朮 9 錢、人參（紅或白）4 錢、大黃 4 錢或 9 錢。

方二：莪朮 9 錢、仙鶴草 9 錢、人參（紅）4 錢、乾薑 4 錢、淫羊霍 4 錢、牡蠣 4 錢或 9 錢、白花蛇舌草 9 錢、瓜蔞 4 錢、大黃 4 錢或 9 錢。

方三：莪朮 9 錢、仙鶴草 9 錢、人參（紅）4 錢、炮薑 4 錢、淫羊霍 4 錢、三棱 4 錢、牡蠣 9 錢、吳萸 4 錢、水蛭 4 錢、大黃 4 錢或 9 錢、冬蟲草三錢、元明粉 4 錢、半枝蓮 9 錢、紫河車 4 錢。

或

方一：乾薑 14g、淫羊霍 14g、牡蠣 14g 或 29g、吳萸 14g、瓜蔞 14g、半枝蓮 29g、莪朮 29g、人參（紅或白）14g、大黃 14g 或 29g。

方二：莪朮 29g、仙鶴草 29g、人參（紅）14g、乾薑 14g、淫羊霍 14g、牡蠣 14g 或 29g、白花蛇舌草 29g、瓜蔞 14g、大黃 14g 或 29g。

方三：莪朮 29g、仙鶴草 29g、人參（紅）14g、炮薑 14g、淫羊霍 14g、三棱 14g、牡蠣 29g、吳萸 14g、水蛭 9g、大黃 14g 或 29g、冬蟲草 9g、元明粉 14g、半枝蓮 29g、紫河車 14g。

在此聲明，以上藥方只做參考，不要照抄及服用。因為中醫十分重視診症，每人之陰陽、寒熱、表裡、虛實、脈象、症狀都各有不同，所以，你必須請有經驗的中醫師診斷後，再為你開以上的藥，就更加安全穩當。

3、壯金志

根據中醫理論，人體的五臟心肝脾肺腎配五志：心主喜，過喜傷心；肝主怒，過怒傷肝；脾主思，過思傷脾；肺主悲，過悲傷肺；腎主恐，過恐傷腎。而五行相生的絕對規律是：被生者勝。思屬土，悲屬金，土生金，金勝土，所以，悲勝思。肺金之悲可泄脾土之思，也就是悲之志金，可泄癌之盛土。所以，患者可根據情況進行適度的悲哭，以壯金志而達到泄癌土的目的。

為什麼專家指出，有三分之一以上的癌症患者不是病死而是被嚇死的呢？從五行分析，癌屬土，恐屬水，土剋水，水為土之財，對土而言，恐越多則水越多，表示土之財越多，癌土之財越多，則癌魔更加肆無忌憚，因為它財雄勢大，人體危甚矣！所以，患者應懂戒驚恐，不要害怕，既來之則安之，以悲代恐，以金志代水志，從而泄土志，弱癌土。

4、睡金床

如果有錢，你可以睡金床銀床；如果沒錢，你可以睡銅床鐵床，金床銀床銅床鐵床都是金。沒有真的金床，鋪上一塊白床單也是金，再蓋上一張白被單，枕在白枕頭上睡一晚，就全身上下都得到起碼八小時的金。

5、穿金衣

你不必穿著像馬王堆出土的金縷玉衣那樣昂貴的金衣。你只要穿上一件白色的衣服就行，那怕它只值一元錢，也已經很金了！

6、行金路

金形為圓形，走圓形為行金路。每日行四圈、九圈、十四圈、十九圈、二十四圈、二十九圈，可使你轉金運。地方大，走大圈；地方小，走小圈。以不疲勞為宜。

7、往金方

出外旅遊，最好是往西方旅遊，可以四天遊、九日遊，遊而得金；出外晨運，往你住家西方的公園運動四分鐘、九分鐘、十四分鐘、十九分鐘，可令你全身金氣；在家睡覺，頭向西方，如果不能頭向西方，就在枕頭下放塊銅板或金飾，你便注入了一夜的金氣。

8、住金屋

古代有金屋藏嬌，假如你是個女兒身，現代的你儘管沒有得寵

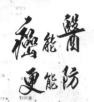

於漢武帝，你也可以來個金屋藏嬌。假如你不是個女兒身，而且是一把年紀，也可以發明一個金屋藏翁，因為對你有益啊！你以為只有富豪才能住金屋嗎？否！君不曾見過住在鐵皮屋裡的貧民，而且還是在香港中環的半山腰嗎？這也是金屋呀。住這些金屋的人，你能找到幾位癌症患者嗎？

白色屬金。如果有可能，你不妨到美國白宮待上半個時辰，因為它是世界上最金的屋，強盛的金氣會給你帶來意想不到的效果。試問，白宮的在位總統又有多少個是患有癌症的呢？如果你沒辦法住上金屋，你可以把你的屋變成白宮，花少少錢就能辦到，把你的房屋連你的睡房也漆上白色，這樣，你的屋就比白宮還白宮，比白宮更金了！

9、練金功

可練梁士豐《自發五禽戲動功》或本人所創的《陰陽五行功》中的金功，通過練功，令宇宙的金氣灌注入體內，達到削土化癌的功效。

第二節　周易術數醫癌法

一、中醫藏象療法：

孫思邈說：「不知易，不足以言太醫。」中醫是以玄學的核心理論陰陽五行為其基礎理論。

"一陰一陽之謂道"，所以陰陽乃道。

"形而上者謂之道"，所以陰陽乃形而上者。

"在天成象"，所以陰陽乃是形而上之象。

"在地成形"，"形而下者謂之器"，所以五行乃是形而下成形之器。

因此，陰陽五行是既有形而上之象，也有形而下之器的理論。在我本書上篇的論述中，陰陽五行實質上是信息陰陽五行。而以陰陽五行為其基礎理論的中醫實質上也就是信息中醫。

中醫的藏象學說，就是以信息陰陽五行理論對人體的具體解讀。所以藏象學說，其實質上更多的只是"象"而已，也就是一種信息而已。何謂之象？《周易大傳》有云：「易者，象也。象也者，像也。」「聖人有見天下之頤，而擬諸其形容，象其物宜，是故謂之象。」象就是一種信息，是形容該事物的一種信息。中醫的藏象，就是易象在中醫的具體運用。

以心肝脾肺腎五臟為例，對西醫而言，心就是心臟；肝就是肝臟；脾就是脾臟；肺就是肺臟；腎就是腎臟，除此之外，它並不代表別的什麼！但是，對中醫而言，心並不單純只指心臟，心開竅於舌，舌為心之苗，心主血脈；心、舌、血都屬於一個系統，這就是屬火，因為它們都具有火的信息；而另一個方面，心主喜，過喜傷心，心也是人體情志的一種展現；因此，調控了火的信息，也就能令心、舌、血、喜的病症得到了調整。

同理，肝指肝臟，肝開竅於目，肝主筋；肝、目、筋都屬於一個系統，這就是屬木，因為它們都具有木的信息；而另一個方面，肝主怒，過怒傷肝，肝也是人體情志的一種展現；因此，調控了木的信息，也就能令肝、目、筋、怒的病症得到了調整。

同理，脾指脾臟，脾開竅於口，脾主肌肉；脾、口、肉都屬於一個系統，這就是屬土，因為它們都具有土的信息；而另一個方面，脾主思，過思傷脾，脾也是人體情志的一種展現；因此，調控了土的信息，也就能令脾、口、肉、思的病症得到了調整。

同理，肺指肺臟，肺開竅於鼻，肺主皮毛；肺、鼻、皮毛都屬於一個系統，這就是屬金，因為它們都具有金的信息；而另一個方面，肺主悲，過悲傷肺，肺也是人體情志的一種展現；因此，調控了金的信息，也就能令肺、鼻、皮毛、悲的病症得到了調整。

同理，腎指腎臟，腎開竅於耳，腎主骨；腎、耳、骨都屬於一個系統，這就是屬水，因為它們都具有水的信息；而另一個方面，腎主驚，過驚傷腎，腎也是人體情志的一種展現；因此，調控了水的信息，也就能令腎、耳、骨、驚的病症得到了調整。

中醫治病，最重要的不是治標，而是治本。假如你患了舌痛症，就不是醫你的舌，而是醫你的心，是因為你的心火盛而令你患上了舌痛症。舌痛症這個病症只不過是你心火盛之象而已；假如你患了眼病，就不是醫你的眼，而是醫你的肝，是因為你的肝虛而令你患上了眼病。眼病這個病症只不過是你肝虛之象而已；假如你患了脫肛症，就不是醫你的脫肛症，而是醫你的脾，是因為你的脾虛而令你患上了脫肛症。脫肛症這個病症只不過是你脾氣虛之象而已；假如你患了鼻敏感，就不是醫你的鼻，而是醫你的肺，是因為你的肺氣弱而令你患上了鼻敏感症。鼻敏感這個病症只不過是你肺氣虛之象而已；假如你患了關節炎，就不是醫你的骨關節，而是醫你的腎，是因為你的腎虛而令你患上了關節疼痛症。關節炎這個病症只不過是你腎氣虛之象而已。

當治癒了你的病根，你的病之象即你的病症就會消失。這就是中醫藏象療法。中醫的四診，實質上就是通過望、聞、問、切去捕捉人體自身能量變化的信息，並以此確認其五行信息的能量表現，達到診斷的目的；中醫的八綱辨證，實質上就是通過陰陽、寒熱、

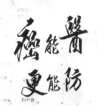

虛實、表裡這八個綱,去捉住人體自身能量實質的信息,並以此確認其五行信息的能量表現,達到辨證的目的。通過四診八綱的辨證診斷,我們就有了實際的能量信息依據,採用對應的方法去重新分配人體能量,當人體自身能量得到重新分配及調整並獲得補充平衡後,人體的病理信息便被消除,而健康信息便隨之而重新建立。

開中藥就是根據人體所表現的信息而對人體重新分配能量;針灸就是根據人體所表現的信息而對人體重新調整能量;氣功就是直接向人體傳達信息而對人體重新調整及分配能量。中醫藏象療法實質上就是根據臟腑的五行信息,採用方脈、中草藥、針灸等實物信息與其進行對應治療。它是有具體實物而進行的信息療法。

二、祝由十三科

黃帝內經的移精變氣論談及中國古醫祝由:「黃帝曰:『余聞古之治病,惟其移精變氣,可祝由而已。今世治病,毒藥治其內,針石治其外,或癒或不癒,何也?』歧伯對曰:『往古人居禽獸之間,動作以避寒,陰居以避暑,內無眷慕之累,外無伸宦之形,此恬憺之世,邪不能深入也。故毒藥不能治其內,針石不能治其外,故可移精祝由而已癒。當今之世不然,憂患緣其內,苦形傷其外,又失四時之從,逆寒暑之宜,賊風數至,虛邪朝夕,內至五臟骨髓，外傷空竅肌膚。所以小病必甚，大病必死，故祝由不能已也。』」

　　黃帝與歧伯的對話大意是，古時候當人生病時，只需祝由就能把病很快治好了，但現在世人治病，用藥又用針，反而有的治得好，有的卻治不好，是什麼原因呢？原因是，古人生活簡樸，躲寒避暑，沒內擾外勞，在如此恬淡之世，病邪不能深入體內，所以只需祝由便可治癒。而當今之時世，情志傷內，勞累傷外，不依時作息，不注意寒暑，致使病邪日夜侵襲，傷及五臟骨髓及七竅肌膚。因此就算小病也變得很嚴重，大病就一定死，所以祝由是不能治癒的。

　　古時候有所謂祝由十三科。"祝"就是咒的意思，"由"就是病之緣由的意思。在隋、唐兩個朝代，祝由科作為一種官方化的巫醫而被納入官方醫學範疇，並在醫署設立"咒禁科"主管禁咒，以行除邪魅之法。從唐至明朝，祝由科在官方所屬的太醫院雖然仍保有其官制地位，但卻為傳統觀念的醫家所不齒。到了清朝，太醫院則廢除了祝由科，但因為滿族信仰薩瑪教，故此還保留"跳神"習俗，以為驅除鬼神。自此之後，祝由治病只秘傳於民間。

　　祝由十三科實際上是古人採用符咒進行治病的信息療法，它是中國傳統醫學的一部分。祝由治病的特點是不用藥或少用藥，全靠

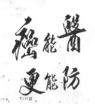

祝由醫師通過意念或符咒，對病者或對其病灶輸送某種信息，利用信息所產生的場來治病，它與現在的氣功治療有某些相似之處。

三、先天八卦象數療法

1、先天八卦象數

乾卦：數為一，像天，屬金，其腑為大腸。

兌卦：數為二，像澤，屬金，其臟為肺。

離卦：數為三，像火，屬火，其臟為心，其腑為小腸。

震卦：數為四，像雷，屬木，其臟為肝。

巽卦：數為五，像風，屬木，其腑為膽。

坎卦：數為六，像水，屬水，其臟為腎，其腑為膀胱。

艮卦：數為七，像山，屬土，其腑為胃。

坤卦：數為八，像地，屬土，其臟為脾。

先天八卦源於河圖，為伏羲所畫。它的中間數為 0，代表零或十，象徵宇宙的元氣。它的序數對宮相加之和為九數。

2、先天八卦象數療法

先天八卦象數療法就是根據先天八卦象數與中醫藏象相結合，創造出一種獨特的純信息療法。具體方法如下所述：

（1）0 數的妙用：

a、強弱作用：

0 是先天八卦數的中間數，象徵宇宙的元氣。當把 0 數置於先天八卦數之前，則起了減弱該象數的作用，如 03 就表示減弱火的作用；當把 0 數置於先天八卦數之後，則起了加強該象數的作用，如 30 就表示加強火的作用。

b、陰陽作用：

壹個 0 是單數，單數屬陽，0 表示起了陽的作用，如 30 就是加強了陽火。心屬火，氣屬陽，氣為陽火，故 30 可強心氣；兩個 0 是雙數，雙數屬陰，00 表示起了陰的作用，如 300 就是加強了陰火。心屬火，血屬陰，血為陰火，故 300 可旺心血；反之，03 就是減弱了陽火，可消心氣。003 就是減弱了陰火，可耗心血。

（2）象數配方：

人體有五臟六腑：五臟是心、肝、脾、肺、腎，屬陰；六腑是小腸、膽、胃、大腸、膀胱、三焦，屬陽。茲介紹如下：

■心

心的五行屬火，與小腸互為表裡。黃帝內經云：「心為君主之官，神明出焉。」心主神明、主血脈；心開竅於舌，其華在面；卦象為離卦，像火；先天八卦數為 3 。以下列舉部分病症及其配方原理：

a、心火太盛：

盛者屬陽，太盛就是極陽。心火太盛就是心之陽火過旺，心

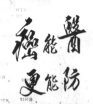

之陽火過旺則呈血少陰虛之象，此為心陰虛或心血虛。當心火太盛時，因心氣過旺而可能會引發人體產生某種病症，例如：心肌炎、心膜炎、舌痛、失眠、顛狂、動脈炎、靜脈炎、因心氣過旺而逼血妄行導致腦血管破裂產生腦中風等意外，配方取 03 或 3800 或 6300 或 300 或 4300。

03 配方的原理是，3 為離卦屬火，0 是宇宙元氣之陽，03 是對陽火起了減弱的作用，令心火太盛變為不盛、令心之陽火過旺變為不旺，從而消除其熱症及陰虛之症。

3800 配方的原理是，3 為離卦屬火，8 為坤卦屬土，38 是火生土，土泄火，以土制火，00 是宇宙元氣之陰，3800 對火生土起了陰的加強作用，令陽火生化為陰土，從而消除其熱症及陰虛之症。

6300 配方的原理是，6 是坎卦屬水，3 是離卦屬火，63 是水剋火，水滅火，00 是宇宙元氣之陰，對水滅火起了陰的加強作用，故 6300 就是令陰水滅陽火，從而消除其熱症及陰虛之症。

300 配方的原理是，3 為離卦屬火，00 是宇宙元氣之陰，300 是對陰火起了加強的作用，血屬陰，所以 300 可強心之陰火、補心血，血少陰虛之現象便得到改善。

4300 配方的原理是，4 是震卦屬木，3 是離卦屬火，43 是木生火，肝木生心火；00 對陰火起了加強的作用，血屬陰，4300 是肝血生心血，所以 4300 可強心之陰火、補心血、補心陰。

以上五個配方均對陽火起了抑制作用，如有以上病症者，可於丑未時心中默念 03-03-03-03-03，或默念 3800-3800-3800-3800-3800；可於亥時心中默念 6300-6300-6300-6300，或於巳卯時默念 300-300-300-300-300，或於卯時默念 4300-4300-4300-4300-4300，次數不限。如中風不能唸者，可把上述數字寫於紙上貼在患者左胸心區上。

b、心火太弱：

弱者屬陰，太弱就是極陰。心火太弱就是心之陰火過旺，心之陰火過旺則呈氣少陽虛之象，此為心陽虛或心氣虛。當心火太弱時，因心氣不足而可能會引發人體某種病症，如心悸心慌、失眠、癡呆症；因心氣不足而令血不行導致產生腦血管栓塞的中風、心肌梗塞、冠心病、靜脈曲張、動脈硬化……等，配方取 30 或 430 或 30·20。

30 配方的原理是，3 為離卦屬火，0 是宇宙元氣之陽，30 是對陽火起了加強的作用，所以 30 可強心火之陽、補心氣。

430 配方的原理是，4 是震卦屬木，43 是木生火，肝木生心火；0 是宇宙元氣之陽，對木生火起了陽的加強的作用。430 可強心陽火、補心氣。

30·20 配方的原理是，3 是離卦屬火，2 是兌卦屬金，30 強心之陽火而壯心氣；20 強肺氣。肺主一身之氣，肺氣加強便可令心氣同時加強，氣少陽虛之象便得到改善。以上三個配方均對陽火起了加強作用，如有以上病症者，可於午時心中默念 30-30-30-30-30，或於寅時心中默念 430-430-430-430-430，或於午酉時默念 30·20-30·20-30·20-30·20-30·20，次數不限。如中風不能念者，可把上述數字寫於紙上放在患者左胸心區上。

c、陰陽兩虛

心之陰陽兩虛就是心血與心氣兩虛，心之陽火太盛則呈血少陰虛之象，心之陰火太盛則呈氣少陽虛之象，氣血兩虛往往會令心臟病加重至病危，因此需共補陰陽，亦即同時補氣補血，配方取 300·20。

300·20 配方的原理是，300 強心之陰火而壯心血；20 強肺氣。中醫認為「氣為血之帥，血為氣之母」肺主一身之氣，300·20 以肺氣為心血之帥，統率心血而通調血脈，對氣血兩虛之心悸心慌、腦血栓中風、癡呆症、失眠等症起了補氣血、通血脈的作用。申時默念 300·20-300·20-300·20-300·20-300·20，次數不限。如中風不能念者，可把上述數字寫於紙上放在患者左胸心區上。

■小腸

五行屬火，與心互為表裡。黃帝內經云：「小腸為受盛之官，化物出焉。」小腸主盛化；卦象為離卦，像火，先天八卦數為 3。

以下列舉部分病症及其配方原理：

小腸如果陽虛，則不能吸收水分而產生腸鳴泄瀉、小腹隱痛、小便頻繁但尿不順暢之症，象數配方採用 30 或 430，以強火及木生火壯小腸火之陽。可於午時默念 30-30-30-30-30。或於寅時默念 430-430-430-430-430。次數不限。如不能念者，可把上述數字寫於紙上放在患者肚腹小腸區上。

小腸如果氣虛，則小腸失控下墜而產生小腸氙氣。象數配方採用 30·20，以壯小腸火之陽氣而令小腸收斂還原。於午時或申酉時心中默念 30·20-30·20-30·20-30·20-30·20。

小腸如果陰虛，則小腸熱盛而產生小便短赤澀痛、心煩耳鳴、口舌生瘡、咽喉腫痛、血尿等症。象數配方與心相同：心火太盛取 03 或 3800 或 6300 或 300，以降其火，清小腸之熱。可於丑未時心中默念 03-03-03-03-03，或默念 3800-3800-3800-3800-3800；可於亥時心中默念 6300-6300-6300-6300，或於已卯時默念 300-300-300-300-300，或於卯時默念 4300-4300-4300-4300-4300。

■心包

五行屬火，與三焦互為表裡。卦象為離卦，像火，先天八卦數為 3。心包絡簡稱心包，是包在心臟外面包膜，有保護心臟的作用。與六腑的三焦互為表裡。心包的辨症論治與心的辨症論治基本相同。

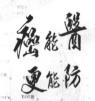

■三焦

五行屬火，與心包互為表裡。黃帝內經云：「三焦為決瀆之官，水道出焉。」三焦主通調；卦象為離卦，像火，先天八卦數為 3。三焦是上、中、下三焦的總稱：橫膈以上為上焦，包括心、肺；橫膈以下到臍為中焦，包括脾、胃；臍以下為下焦，包括肝、腎、大小腸、膀胱等。肝臟按其部位來說，應劃歸中焦，因肝藏血，腎藏精，精血同源，而且溫熱病後期出現一系列肝的病症，所以將肝列入下焦。

三焦的生理功能，誠如《難經》三十一難所說：「三焦者，水穀之道路，氣之所終始也。」所以，三焦是人體受納水穀、消化飲食、化生氣血、元氣運行、輸送營養、排泄廢物的通道。也是人體消化吸收水穀及人體氣化活動的場所，如果三焦功能失調，將會出現水道不利而引起水液滯留，發生小便不利及水腫等病症。

三焦的象數配方與心的象數配方相同。

■脾

五行屬土，與胃互為表裡。黃帝內經云：「脾為諫議之官，公正出焉。」脾主運化、主肌肉；脾開竅於口，其華在唇；卦象為坤卦，像地，先天八卦數為 8。以下列舉部分病症及其配方原理：

a、脾土太盛：

脾土太盛就是脾之陽土過旺，亦即脾陰虛。當脾土太盛時，因脾陽過旺而可能會引發人體產生某種病症，在病症上多表現為熱症、陰虛症。例如脾陰虛導致的消渴症之中消，症狀是多食而常有饑餓感，脾陽過盛導致產生胃炎、便秘等。配方取 08 或 8200。

08 配方的原理是，8 為坤卦屬土，0 是宇宙元氣之陽，08 是減弱陽土，令脾土太盛變為不盛，脾陰虛因而得到改善。

8200 配方的原理是，8 為坤卦屬土，2 為兌卦屬金。82 是土生金，金泄土，以金削土，00 是宇宙元氣之陰，00 對土生金起了陰的加強的作用，由於土太盛屬陽，因此以 00 加強其陰以降其陽，故 3800 就是令陽土化為陰金。

以上兩個配方均對陽土起了抑制作用，如有以上病症者，可於酉時默念 08-08-08-08，或默念 8200-8200-8200-8200，次數不限。如不能念者，可寫上述數字於紙上放在患者左胸脾區上。

b、脾土太弱：

脾土太弱就是脾之陰土過旺，亦即脾陽虛。當脾土太弱時，因脾陰過旺而可能會引發人體產生某種病症，在病症上多表現為寒症、濕症、陽虛、氣虛症。例如脾氣不升導致的胃下垂、子宮下垂、脫肛、多寐症等；脾氣虛導致的脾不運化所產生的消化不良、腹脹、食慾不振、腹瀉、倦怠以及浮腫等症狀；"氣為血之帥"，因脾氣虛而導致的脾不統血的出血症，是因為 "氣不攝血" 而產生。臨床上多見便血、尿血、齒衄、月經過多、崩漏、紫斑等。配方取

80 或 380。

80 配方的原理是，8 為坤卦屬土，0 是宇宙元氣之陽，80 是加強陽土，令脾土太弱變為不弱，脾陽虛因而得到改善。

380 配方的原理是，3 是離卦屬火，8 為坤卦屬土，38 是火生土，以火助土，0 是宇宙元氣之陽，380 對火生土起了陽加強的作用，故 380 就是令火化為陽土。

以上兩個配方均對陽土起了加強作用，如有以上病症者，可於辰戌時默念 80-80-80-80，或於午時默念 380-380-380-380-380，次數不限。如不能念者，可把上述數字寫於紙上放在患者左胸脾區上。

■胃

五行屬土，與脾互為表裡。黃帝內經云：「胃為倉廩之官，五味出焉。」胃主受納；卦象為艮卦，像山，先天八卦數為 7。以下列舉部分病症及其配方原理：

胃如果陽虛，則不能消化食物而產生飽滯、呃逆、胃脘脹痛之症。象數配方採用 370，以火生土壯胃土之陽。可於辰戌時或於午時默念 370-370-370-370-370，次數不限。如不能念者，可把上述數字寫於紙上放在患者胃區上。

胃如果陰虛，則消化過度而產生肌餓或消渴的中消症、胃脘脹痛以及胃陽明經頭痛即前額頭痛之症。象數配方採用 72600，以土生金生水並壯胃之陰。2 數為金，6 數為水。726 是為壯腎水之數，以腎水制胃火，00 則補胃之陰。於亥或子時心中默念此數。

■肺

五行屬金，與大腸互為表裡。黃帝內經云：「肺為相傅之官，治節出焉。」肺主氣、主皮毛、主肅降；肺開竅於鼻，其華在毛；卦象為兌卦，像澤，先天八卦數為 2。以下列舉部分病症及其配方原理：

a、肺金太盛：

肺金太盛就是肺之陽金過旺，亦即肺陰虛。當肺金太盛時，因肺陽過旺而可能會引發人體產生某種病症，在病症上多表現為熱症、陰虛症，如肺炎、肺熱咳嗽、肺膿腫、熱哮喘、肺結核、鼻敏感、肺陰虛引致的消渴病的上消症、血燥引致的皮膚痕癢、風疹等。配方取 02 或 2600 或 3200。

02 配方的原理是，2 為兌卦屬金，02 是減弱陽金，令肺金太盛變為不盛、令肺金過旺之陽變為不旺，從而消除其熱症及陰虛之症。

2600 配方的原理是，2 為兌卦屬金，6 為坎卦屬水。26 是金生水，水泄金，2600 就是令陽金化為陰水，肺陰虛及肺熱之症因而得到改善。

3200 **配方的原理是**，32 是火剋金，3200 就是以火剋金並令其變為陰金，從而消除其熱症及陰虛之症。

以上三個配方均對陽金起了抑制作用，如有以上病症者，可於亥時默念 02-02-02-02，或於亥酉時默念 2600-2600-2600-2600，或於巳時默念 3200-3200-3200-3200，次數不限。如不能念者，可把上述數字寫於紙上放在患者左或右胸肺區上。

b、肺金太弱：

肺金太弱就是肺之陰金過旺，亦即肺陽虛。當肺金太弱時，因肺陰過旺而可能會引發人體產生某種病症，在病症上多表現為寒症、水症、陽虛症。例如肺氣虛導致的久咳、肺寒導致的夜咳、肺積水、皮膚濕疹等。配方取 20 或 820。

20 **配方的原理是**，20 是增強陽金，令肺金太弱變為不弱、令肺之陽虛變為不虛，從而消除其寒濕之症及陽虛之症。

820 **配方的原理是**，82 是土生金，820 就是令土生金並壯其陽，令肺金太弱變為不弱、令肺之陽虛變為不虛，從而消除其寒濕之症及陽虛之症。

以上兩個配方均對陽金起了加強作用，如有以上病症者，可於申時默念 20-20-20-20，或於辰戌時默念 820-820-820-820，次數不限。如不能念者，可把上述數字寫於紙上放在患者左或右胸口肺區上。

■大腸

五行屬金，與肺互為表裡。黃帝內經云：「大腸為傳導之官，變化出焉。」大腸主輸泄；卦象為乾卦，像天，先天八卦數為 1。以下列舉部分病症及其配方原理：

大腸如果陽虛，則不能吸收水分而產生腸鳴、腹痛及溏瀉之症，象數配方採用 710，以土生金壯大腸金之陽。可於辰戌時心中默念 710-710-710-710-710，次數不限。如不能念者，可把上數字寫於紙上放在患者肚腹大腸區上。

大腸如果氣虛，則大腸不能蠕動而產生便秘，此為冷秘。象數配方採用 20•10，以壯大腸金之陽氣而通便。於申時心中默念此數。

大腸如果陰虛，則大腸熱盛津虧而產生便秘，此為熱秘。象數配方採用 1600，以金生水並壯大腸之陰而潤腸通便。亥或子時心中默念此數。

■腎

五行屬水，與膀胱互為表裡。黃帝內經云：「腎為作強之官，伎巧出焉。」腎主水、主納氣、主骨；腎開竅於耳，其華在髮；卦象為坎卦，像水，先天八卦數為 6。以下列舉部分病症及其配方原理：

a、腎水太盛：

　　腎水太盛就是腎之陽水過旺，亦即腎陰虛。當腎水太盛時，因腎陽過旺而可能會引發人體產生某種病症，在病症上多表現為熱症、陰虛症。例如腎炎、腎陰虛引起的日久咳及消渴病的下消症、腎結石、急性關節炎及痛痺症、痛風症、早洩、男子精少不育、陽強不倒；女子血少經閉不孕、性冷感；耳鳴、耳道炎、膀胱炎等。配方取 06 或 6400 或 8600。

　　06 配方的原理是，06 是減弱陽水，令腎水太盛變為不盛、令腎水過旺之陽變為不旺，從而消除其熱症及陰虛之症。

　　6400 配方的原理是，4 為震卦屬木，64 是水生木，木泄水，6400 就是令陽水化為陰木，從而消除其熱症及陰虛之症。

　　8600 配方的原理是，86 是土剋水，以土制水，8600 就是以土掩水並令其變為陰水，從而消除其熱症及陰虛之症。

　　以上三個配方均對陽水起了抑制作用，如有以上病症者，可於卯時默念 06-06-06-06，或於卯時默念 6400-6400-6400-6400，或於未時默念 8600-8600-8600-8600，次數不限。如不能念者，可把上述數字寫於紙上放在患者左或右後腰腎區的衣服上。

　　b、腎水太弱：

　　腎水太弱就是腎之陰水過旺，亦即腎陽虛。當腎水太弱時，因腎陰過旺而可能會引發人體產生某種病症，在病症上多表現為寒症、水症、陽虛症。例如腎陽虛導致的夜久咳；腎寒導致的夜咳、腎陽虛水腫、腎陽虛導致的風濕骨痛及痺症、性無能、男子陽痿或精冷不育、女子宮寒不孕、耳聾等。配方取 60 或 260。

因為腎主納氣，氣為陽，所以腎陽虛亦可導致腎氣虛，致使上焦之肺的氣不能下達為腎所納，故產生哮喘及腎虛久咳之症。配方取 20·60。

60 配方的原理是，60 是增強陽水，令腎水太弱變為不弱、令腎之陽虛變為不虛，從而消除其寒水之症及陽虛之症。

260 配方的原理是，2 為兌卦屬金，6 為坎卦屬水。26 是金生水，260 就是令金化為陽水、令腎之陽虛變為不虛，從而消除其寒水之症及陽虛之症。

20·60 配方的原理是，20 是增強肺氣，60 是增強腎水之陽，令腎之氣虛變為不虛，從而消除其氣虛之症。

以上三個配方均對陽水起了加強作用，如有以上病症者，可於子時默念 60-60-60-60，或於申時默念 260-260-260-260，或於申子時默念 20·60-20·60-20·60-20·60-20·60，次數不限。如不能念者，可把上數字寫於紙上放在患者左或右後腰腎區的衣服上。

■膀胱

五行屬水，與腎互為表裡。黃帝內經云：「膀胱為州都之官，津液藏焉。」膀胱主運化水津；卦象為坎卦，像水，先天八卦數為 6。以下列舉部分病症及其配方原理：

膀胱如果陽虛，則不能貯尿而產生尿多或遺尿之症，象數配方採用 60，以壯膀胱水之陽。可於子時心中默念 60-60-60-60-60，次數不限。如不能念者，可把上數字寫於紙上放在患者肚腹膀胱區上。

膀胱如果氣虛，則膀胱不能氣化而產生尿潴留、尿閉等症，象數配方採用 20·60，方法與腎氣虛相同。

膀胱如果陰虛，則膀胱熱盛灼津而產生小便短赤、疼痛、血尿以及膀胱太陽經頭痛即後枕頭痛等症，象數配方採用 06 或 6400 或 8600，方法與腎陰虛相同。

■肝

五行屬木，與膽互為表裡。黃帝內經云：「肝為將軍之官，謀慮出焉。」肝主筋；肝開竅於目，其華在爪；卦象為震卦，像雷，先天八卦數為 4。以下列舉部分病症及其配方原理：

a、肝木太盛：

肝木太盛就是肝之陽木過旺，亦即肝陰虛。當肝木太盛時，因肝陽過旺而可能會引發人體產生某種病症，在病症上多表現為熱症、陰虛症。例如肝炎、膽囊炎、肝熱引起膽結石、肝陰虛引致的眼膜炎、肝陽上亢引致的中風症、肝風動引致的抽筋、顛癇症、面癱等。配方取 04 或 4300 或 1400。

04 配方的原理是，04 是減弱陽木，令肝木太盛變為不盛、令肝木過旺之陽變為不旺，從而消除其熱症及陰虛之症。

4300 配方的原理是，43 是木生火，火耗木，4300 就是令陽木化為陰火，從而消除其熱症及陰虛之症。4300 既可補心血也可補肝血。

1400 配方的原理是，14 是金剋木，以大腸之金剋肝木，達到肝病大腸治之目的。1400 就是以金剋木並令其變為陰木，從而消除其熱症及陰虛之症。

以上三個配方均對陽木起了抑制作用，如有以上病症者，可於巳時默念 04-04-04-04，或於巳時默念 4300-4300-4300-4300，或於酉時默念 1400-1400-1400-1400，次數不限。如不能念者，可把上述數字寫於紙上放在患者肝區的衣服上。

b、肝木太弱：

肝木太弱就是肝之陰木過旺，亦即肝陽虛。當肝木太弱時，因肝陰過旺而可能會引發人體產生某種病症，在病症上多表現為寒症、陽虛症。例如因肝陽虛導致的肝硬化；肝寒導致的肝厥陰經頭痛即巔頂頭痛；寒滯肝脈導致的疝氣病的寒疝等。配方取 40 或 640。

40 配方的原理是，40 是增強陽木，令肝木太弱變為不弱、令肝之陽虛變為不虛，從而消除其寒木之症及陽虛之症。

640 配方的原理是，64 是水生木，260 就是令水化為陽木、令肝之陽虛變為不虛，從而消除其寒症及陽虛之症。

以上兩個配方均對陽木起了加強作用，如有以上病症者，可於寅時默念 40-40-40-40，或於子時默念 640-640-640-640，次數不限。如不能念者，可把上述數字寫於紙上放在患者右胸肝區的衣服上。

■膽

五行屬木，與膽互為表裡。黃帝內經云：「膽為中正之官，主決出焉。」膽主決斷，卦象為巽卦，像風，先天八卦數為 5。以下列舉部分病症及其配方原理：

膽如果陽虛，則因膽氣不振而不能輸泄膽汁而產生厭食、腹脹、腹瀉之症，象數配方採用 50，以壯膽木之陽並振膽之氣。可於寅時心中默念 50-50-50-50，次數不限。如不能念者，可把上述數字寫於紙上放在患者膽區上。

膽如果陰虛，則膽火上炎而產生膽結石、膽囊炎、黃疸、口苦、嘔吐以及膽虛少陽經頭痛即偏頭痛之症，象數配方採用 05 或 5300 或 1500，於巳時默念 05-05-05-05，或於巳時默念 5300-5300-5300-5300，或於酉時默念 1500-1500-1500-1500。

啟示：（1）默念象數配方時，必須想著病患部位。（2）默念象數配方時，可按上述時辰，也可不按。可以隨時默念，當你記起時即念，念時一定要想著患部，並有一種患部十分舒服的感覺。

四、先天八卦象數醫癌法：

1、癌山變金澤：配方為 7200

7 數為山，為土，2 數為澤，為金，零為宇宙之元氣。72 為土生金，土山變為金澤，0 為宇宙元氣，00 是宇宙元氣之陰，對土生金起了陰的加強的作用。7200 為陽土生陰金，令癌土化為金澤，此數可隨時默念，只要記起就即念之。

2、肝病大腸治：配方為 1400

1 數為乾卦，屬金，在腑為大腸。4 數為震卦，屬木，在臟為肝。1 為金，既可化癌土又可剋肝木；14 為金剋木，可化肝不藏血而產生之淤，從而化解癌病之因；00 可強陰，平癌土之盛陽，令癌之陽土通過大腸之金排出體外。申時心中默念 1400 此數，即下午 3 點至 5 點之間念此數。申屬陽金，在此時默念可加強大腸之金以助移土，達到化解癌土的目的。

3、大腸攻下法：配方為 7100 。

此配方之義在於：癌土之山通過大腸之金泄瀉出去，此數可隨時默念，只要記起就即念之。

4、標本共治：配方為 7200-1400

酉時心中默念 7200-1400 此數，即下午 5 點至 7 點之間念此數。酉屬陰金，加強肺與大腸之金達到削平癌山移掉癌土之目的，此為治標；大腸之金剋肝木以化其淤，此為治本也。

以上三個方法，可任選其一，或交替選用，或綜合選用，但不

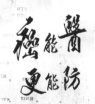

管選用那種方案，在每念一組數字後，必須想像有一把金鑱從你身上患癌處把癌腫鑱除。

五、十二時辰的五行所屬：

就如當光進入粒子的時空，光的身分是光子；當光進入波的時空，光的身分是光波的道理一樣，十二時辰的五行所屬，就由它所進入的時空所決定。

1. 當進入十二地支時空時，十二時辰的五行所屬：

子時屬陽水、丑時屬陰土、寅時屬陽木、卯時屬陰木、辰時屬陽土、巳時屬陰火、午時屬陽火、未時屬陰土、申時屬陽金、酉時屬陰金、戌時屬陽土、亥時屬陰水。

2. 當進入十二經氣時空時，十二時辰的五行所屬：

子午流注詩曰：肺寅大卯胃辰宮，脾巳心午小未中，申膀酉腎心包戌，亥焦子膽丑肝通。

其意顯示，肺經經氣寅時走旺，大腸經經氣卯時走旺，胃經經氣辰時走旺，脾經經氣巳時走旺，心經經氣午時走旺，小腸經經氣未時走旺，膀胱經經氣申時走旺，腎經經氣酉時走旺，心包經經氣戌時走旺，三焦經經氣亥時走旺，膽經經氣子時走旺，肝經經氣丑時走旺。

所以子時屬陽木、丑時屬陰木、寅時屬陰金、卯時屬陽金、辰

時屬陽土、巳時屬陰土、午時屬陰火、未時屬陽火、申時屬陽水、
酉時屬陰水、戌時屬陰火、亥時屬陽火。

3. 十二時辰的起止：

上午：1 點起丑時，3 點起寅時，5 點起卯時，7 點起辰時，9
點起巳時，11 點起午時。

下午：1 點起未時，3 點起申時，5 點起酉時，7 點起戌時，9
點起亥時，11 點起子時。

注釋：1 點起至 3 點前為丑時，3 點起至 5 點前為卯時，如此
類推。

第十二章

氣功療法

第一節　梁士豐《自發五禽戲動功》
（讀者須知：此功不能自學）

〈自發五禽戲動功〉是筆者的胞兄、中國著名氣功大師梁士豐所創（梁士豐是廣州體育學院氣功研究室主任兼武術講師；廣州天河區醫療衛生服務部顧問、中醫師、氣功師、針灸師；湖南長沙馬王堆醫書研究會名譽顧問；澳大利亞〈中國氣功武術研究會〉會長；澳中文化經濟促進會名譽會長）。它自 1979 年問世以來，海內外學練者達數十萬之眾。這是因為它有如下特點：

其一是此氣功易學易懂。

其二是它不用學也不用記任何動作。

其三是無論產生如何激烈快速的動作，練功者者也不會感覺累或呼吸喘促，練後反而覺得疲勞盡消、心情舒暢。

其四是練功者不管有病無病，通過一定時間的練功，便可達到食慾好、睡眠好、精神好的健康狀態。

其五是它的功效顯著，不少奇難雜症及所謂絕症，通過練功而治癒者大有人在。

為什麼這套氣功如此神奇？

　　這是因為練功者可能會因內氣的推動而自發地產生虎、熊、鹿、鳥、猿五禽動物；或者出現自發拍打點穴按摩動作，自我治療身上的病患部位；或者產生熱脹痹麻的內氣運轉而自發打通經絡，從而達到陰陽平衡，令病情得到改善；或者出現內氣運轉到病變部位而產生氣沖病灶，令患病部位快速痊癒。

　　整個自我治療過程不用通過任何個人意念或有意識去做，這是因為練功者通過意守肚臍而調動先天氣運轉，一旦先天氣運轉於體內，便能令後天之體回復到先天之時，猶如胎兒在母腹中染上疾病的道理一樣，胎兒並不需也不能看醫生的，胎兒的病是通過肚臍靠母體供給抗病的抗體去消滅病毒細菌，換言之，胎兒的病是通過肚臍靠母體供給正氣去消除體內的病氣邪氣，整個自我治療過程是通過肚臍由胎兒自發地完成，所以它能自發地醫治自身的疾病。

　　當五禽自發出現時，便能自發地治療五臟六腑的病變，原因在於：

　　因為肺經經氣動而產生虎形動作，所以當虎形出現時，便能強壯肺經，從而治療因肺經正氣不足而產生的病變，例如肺臟的病症、鼻的病症、皮膚的病症、大腸的病症等。

　　因為腎經經氣動而產生熊形動作，所以當熊形出現時，便能強壯腎經，從而治療因腎經正氣不足而產生的病變，例如腎臟的病症、耳的病症、骨的病症、膀胱的病症等。

因為肝經經氣動而產生鹿形動作，所以當鹿形出現時，便能強壯肝經，從而治療因肝經正氣不足而產生的病變，例如肝臟的病症、眼的病症、筋的病症、膽的病症等。

因為心經經氣動而產生鳥形動作，所以當鳥形出現時，便能強壯心經，從而治療因心經正氣不足而產生的病變，例如心臟的病症、舌的病症、血管的病症、小腸的病症、心胞的病症、三焦的病症等。

因為脾經經氣動而產生猿形動作，所以當猿形出現時，便能強壯脾經，從而治療因脾經正氣不足而產生的病變，例如脾臟的病症、口的病症、肌肉的病症、胃的病症等。

五禽相生相剋圖

（金、肺、皮毛、鼻、悲）

（土、脾、肉、口、思）

（水、腎、骨、耳、驚恐）

虎　生　熊

猿　剋　鹿

鳥

（木、肝、筋、眼、怒）

（火、心、血脈、舌、喜）

　　五禽動作的出現，直接調整人體五臟六腑的氣血，通調其經絡，平衡其陰陽，從而達到扶正驅邪的功效。通過練功，有病者除病，無病者強身，久練之，可令人肢體健美，容顏青春，益壽延年。

一、練功方法：

　　1、練功姿勢：練功者以自然站立式為主，但身體病弱或不能久立者，應採取平坐式或仰臥式，或三者轉換，避免久立不能支持而產生頭暈現象。

　　剖析：練功者以個人身體狀況決定採取那種姿勢，千萬不可強求，體弱重病者宜採用坐臥式。

　　（1）自然站式：兩腳開立，與肩同寬，腳尖平衡向前；上體自然正直，微向前傾；雙手下垂體側，不貼大腿，頭頸端正。

　　剖析：重要的是放鬆身體，當產生外動而令腳步移動時，為避免碰撞出現受傷或意外，練功者要經常睜開眼去察看周圍環境，並有意識地走到安全的地方，然後再閉目練功。

　　（2）平坐式：在高低適當的椅子上正坐，兩腳平放觸地；上身與大腿、大腿與小腿之間均成九十度角。兩下肢相距與肩同寬，平行向前；雙手垂於大腿側，小腿垂直於地面；頭頸正直，沉肩垂肘。

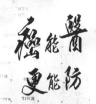

（3）仰臥式：自然仰臥。

剖析：平坐式和仰臥式適合體弱及重病患者練功，這是避免產生意外的有效方法。

2、開功方法：擺好姿勢後，兩目輕閉。

（1）用一隻手（男左女右）的中指按壓肚臍，心裡默念數四十九下，每數一下時要輕按一下肚臍。

剖析：男性屬陽，左為陽，所以男用左手；女性屬陰，右為陰，所以女用右手，四十九是古人練丹之天數，不分陰陽，所以無論男女都數四十九下。

（2）心裡默念口訣：「我心情舒暢，神態從容；我飄飄若雲，如入空中；我氣血運行，經絡暢通；我意守丹田，靜極生動。」此時想像自身感覺與口訣的意境相同。

剖析：默念口訣時，自身感覺要順其自然，不用執著，當化之意境時，就能達到靜極生動。

（3）意想氣血從頭頂逐漸降至腳底。隨氣血下行時，所過之處好像棉花、海綿一樣輕鬆的感覺，進而達到全身非常放鬆的意境。如此總共重複做三次。

剖析：意想氣血就是一種想像而已，並不是真的有氣，只要想像有一股熱、脹、痺、麻、冷等其中之一的感覺，就等於是有氣了。

（4）兩眼內視自己腳底的“湧泉”穴。男默數七下，女默數六下，稍停。

剖析：湧泉穴為腎經之要穴，在氣功穴道中是屬於下丹田穴位。此穴重要作用是安神定經。此一程式是開功的必要程式，通過意念默守此穴，令練功者容易入靜，並可避免出現偏差或走火入魔現象。

（5）內視兩眼之間鼻梁上的“祖竅”穴。男默數三下，女默數二下，稍停。

剖析：祖竅穴是屬於上丹田要穴，是天目所在，練之可開天眼。但此穴若練不得法，極容易走火入魔。所以此程式只數短數：男三女二，甚至若練功者是常有頭暈的話，就不用數任何數，僅把氣從該穴直接導下肚臍。

（6）意想氣從祖竅降至肚臍，內視肚臍，意守著它，男默數七下，女默數六下，稍停。

（7）意想肚臍向後吸氣，不是口鼻呼吸，而是想像胎兒在母腹中用肚臍吸氣那樣，男分五下，女分六下，吸到肚臍好像已貼到脊骨上的“命門”穴，稍停。

（8）內視肚臍貼住“命門”穴，男默數七下，女默數六下，稍停。

（9）意想肚臍向前呼氣，男分五下，女分六下，令氣從命門經肚臍呼出去，直至肚臍復原，稍停。

（10）做完上述意念活動之後，就把所有注意力集中在肚臍內，默念與意想著"眼內視肚臍，耳內聽肚臍，腦內想肚臍"此為"三元歸一"。做到不注意自己的呼吸，眼耳口鼻都封閉著內向自己的肚臍，稱為"四門緊閉"。如此反覆默念、意想自己肚臍部位，此意識始終貫注於整個練功過程之中。

剖析：上面（6）、（7）、（8）、（9）、（10）四個程式都與肚臍有關，都是練肚臍之氣，這就是梁士豐《自發五禽戲動功》的精華所在！因為梁士豐《自發五禽戲動功》練的是先天氣，肚臍呼吸是先天呼吸，在人未出生之前，在娘胎裡靠的是母親通過肚臍的臍帶供氧氣給他。胎兒是不用看醫生的，當胎兒有病時，是他自己醫自己，說明白一點，就是當他得病時，是通過他的肚臍接受來自母親的正氣把體內的致病邪氣排出去，用現代醫學的術語，就是通過他的肚臍接受來自母親的輸給他的抗體，把體內的細菌或病毒殺死，於是胎兒就轉危為安。整個過程是自發的過程，並沒有任何醫生去給胎兒作過任何診症或開藥。這也就是為什麼該氣功可以自發出現拍打點穴按摩、能自發地自我治病的玄機！

當能夠入靜意守肚臍，就好像能夠回到先天之時那樣，像胎兒在母體裡能夠自發治病那樣，練功者便能自發出現點穴、拍打按摩自身的穴位及病灶，把致病的邪氣驅除出去。

3、收功方法：

（1）停止意守肚臍，想像氣從肚臍降至腳底。然後再想像氣，從頭頂慢慢降到腳底，如此反覆多次，直至身體的外動完全停止並回復到開功時的姿勢為止。

（2）把自己的肚腹當作給別人看的一個大鐘，意想肚臍內有氣，男用意運氣自臍部左上角起，向右環繞肚臍做逆時針方向繞圈（女自臍部右上角起，向左圓繞肚臍做順時針方向繞圈），由小到大轉 36 圈。大圈上不過肋，下不過髂骨和恥骨。再反過來轉圈，順時針（女逆時針）由大到小轉 36 圈，把氣收回肚臍之內，然後意想肚臍內的氣向全身慢慢放散開來，達於手足，覺得手腳掌似有氣感，最後搓熱兩手掌手背，以兩手掌擦面部至頭頂和後枕部 36次。

剖析：這個收功法很重要，有開功就必須要有收功，這就是陰陽之道，只有這樣才能達到陰陽平衡，只有開功而沒有收功，就容易產生氣功偏差或走火入魔現象。而收功最關鍵的就是先要把氣從頭頂降下來，當氣降至腳底湧泉穴後，便能達到安神定經的效果，氣動便緩解，動作因此而變慢，繼而靜止下來。

二、練功注意事項：

1、《自發五禽戲動功》不能自學，違者後果自負。欲學者必須

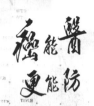

有明師指導方可學練，方能避免出現氣功偏差及走火入魔現象。這個所謂明師，首先就是創立此功法的梁士豐大師本人，再者就是一定要十分明白此氣功的功法，並懂得在出現氣功問題時，能運用氣功及中醫方法處理自如者，這才能稱之為明師。

2、患有精神分裂症、癲癇症、急性痛症、出血症、急性病者，不宜練本功。

3、練功總原則是順其自然，不要追求所謂氣感，也不要追求動作，持之以恆地練功，必能功到自然成！

4、練功時出現旋轉動作或出現氣逆行上頭時便會產生頭暈現象，此時不要意守肚臍並想像頭頂之氣降至腳底，反覆多次，令動作減慢停止或上逆之氣降下，頭暈自然會減輕；但若此法還未能立即消除頭暈而欲倒地時，為避免暈倒跌傷，可立刻有意識的蹲下並躺下，躺在地板上時繼續想像頭頂之氣降至腳底，直至頭暈現象消失後，可有意識地站立起來，重新意守肚臍繼續練功。

5、練功途中受到驚嚇時，可想像頭頂之氣降至腳底，反覆多次，並安慰自己不用驚慌，直至心慌現象消失後，重新意守肚臍繼續練功。

6、練功中出現走動移位，為了避免碰撞物件受傷，就必須適時睜開眼睛查看周圍環境，並有意識地走到安全之處，然後繼續練功。

7、練功者必須選擇安全之地進行練功，不要在陽臺、河邊等危險之處練功，以免失足而產生意外。

8、練功時動作太激烈時，可想像頭頂之氣降至腳底，反覆多次，並反覆默念「我不動了、我停下來。」動作便能慢慢緩和停止，再重新意守肚臍繼續練功。

9、練功時切勿突然中途收功：

（1）當有電話鈴響時，可意守著肚臍去接電話，告知對方，現在正練功，請半小時後再打來；或請對方稍等數分鐘，待收功後再與之談，切勿不收功並睜開眼與之長談，忘記了自己正在練功，並做了突然中途收功之事。

（2）當有客敲門來訪時，可意守著肚臍微睜開眼去開門，告知對方，現在正練功，請坐下等數分鐘，待收功後再接待客人，切勿不收功並睜開眼接待客人，忘記了自己正在練功，並做了突然中途收功之事。

10、婦女經期或懷孕期可把本功改練為輕微小動的動功或靜功。即輕輕用意念意守肚臍，當出現動作時在意識上有所控制，如果動作大就意念動作小些、慢些；並不意守肚臍適當地降氣至腳底，讓動作控制在輕微小動的範圍內。也可控制成為不動的靜功。

11、初學者在第一個月內，每天練功不得超過一次，每次不得超過半小時。

12、當不練功時，不要想練功時的景況，更不要無故想肚臍。

13、要嚴格按本功功法學練，不得隨意增減程式，以防出現偏

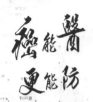

差；同時，一定要完成十個程式後才能讓身體外動，未完成時，就算身體要動也要加以控制，不要讓它動。

14、不要隨便教別人練本功，以免產生不測之意外或走火入魔現象。

剖析：練功注意事項是練功者安全的重要保障，決不可以等閒視之，應該按其要求嚴格執行。

以上練功方法及部分注意事項均摘自梁士豐所著之《動靜奇功》一書。

三、練功治病效驗典型病例：

1、鼻咽癌

林×，男，38 歲，中國河南省洛陽市商業局幹部。

1980 年 6 月因頭痛、耳鳴，檢查發現鼻咽癌，曾作放射治療。練功前面黃肌瘦、精神不振，全身乏力，頭痛，頭暈，睡眠欠佳，常半夜驚醒，容易感冒，食慾減退，每天飯量只 3 ～ 4 兩，體重下降至 47 公斤，血壓 70/50 毫米汞柱，鼻咽部病灶粗糙。

練功情況：1981 年 3 月在廣州烈士陵園氣功輔導站練習本功，每日 1 ～ 2 次，每次練一小時以上。練功一個月後出齊五禽動作，但未相生而出。練功半個月後飯量大增，每日吃 1 斤 2 兩，容易入睡，半夜無驚醒現像。一個月後頭痛、頭暈消失，精神大為好轉。三個月後復查鼻咽癌，病灶基本消失，局部已光滑，血壓升至 100/60 毫米汞柱，面色紅潤，體重增至 52.5 公斤。練功以來未發生過感冒。

剖析：練功者如果在第一日練功時就產生大動：如出現拍打點穴按摩動作、五禽動作、大幅度動作、快速度動作等，那麼，練功者是屬於經絡敏感型；或沒有外動但有較強的內動：如出現較強的熱脹痺麻冷等感覺者，同樣屬於經絡敏感型。但有的是開始練功時並不是經絡敏感型，經過一段時間練功後才轉變為經絡敏感型。這位林先生是屬於後者，但他能通過練功而戰勝鼻咽癌，全憑他能持之以恆，又由於他轉變得算快，只練一個月就出齊五禽，所以僅三個月就能令他的鼻咽癌病灶基本消失。

2、糖尿病

黃 ××，女，60 歲，香港同胞。

十一年來四肢無力，周身骨痛，腳跟尤甚。肌肉鬆弛，身體肥胖，行動不便，精神疲乏，食多、尿多，醫院檢查尿糖為＋＋＋。

醫院診斷為：1. 糖尿病；2. 肥胖症；3. 腦動脈硬化。

練功情況：由 1981 年 3 月開始練本功，10 天後五禽出齊。每天練功 1～2 次，每次 25～35 分鐘。練功兩個月後，醫院檢查尿糖已轉正常，筋骨舒暢，腳痛大減，步履自如，食多尿多症狀消失。體重由原來 71 公斤減輕至 53.5 公斤，肌肉較前結實，精神煥

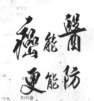

發，健康狀況大大改善。

剖析：黃女士只練了十天就轉變為經絡敏感型，因此令她僅練功兩個月就能使尿糖轉為正常。對於這種被西醫認為是不治之症的糖尿病，可以說是個"難以相信"的奇蹟。

3、高血壓

陳××，女，44歲，廣州電池配件廠幹部。

九年來患高血壓症（長期為 150～190／100～120 毫米汞柱），伴頭暈、面部及四肢浮腫，失眠，視力下降，近數月症狀加重，納差，手指關節腫脹不能屈曲，握拳困難。體重不斷增加，總膽固醇 450mg，中西藥從未間斷服用，但無效。練功前已全休四個月。

醫院診斷為：1. 動脈硬化高血壓；2. 肥胖症。

練功情況：每日練功 1 次，每次 30 分鐘左右，外動時以擺腰為主。練功後全身輕鬆舒暢。練功兩個月餘，血壓恢復在 100/70 毫米汞柱。頭暈腦脹及指關節腫脹症狀消失，指關節活動靈活，精神好，睡眠好，視力改善，體重減輕了 3.5 公斤。現已上全班，並可參加外勤隨車搬運工作。

剖析：經絡敏感型的練功者大部分都可以收到意想不到的療效，但卻有部分不是經絡敏感型者，也能收到意想不到的療效，其中原因之一為持之以恆並順其自然，這位陳女士能做到這點，所以

才能有練功後 "全身輕鬆舒暢" 的感覺。練功前的她，中西藥對她完全無效，更突顯這套氣功的神奇功效。這可以說又是一個 "難以相信" 的奇蹟。

4、中風偏癱

潘××，男，63 歲，廣東省物資廳儲運公司職工。

因患腦血栓已偏癱三年，右上肢不能抬舉，右下肢拖地跛行。全身無力，不能自由運動，一千米距離需一個多小時才能走完，且途中要休息八次。

醫院診斷為：腦血栓後遺右側半身偏癱。

練功情況：練功時以扭腰、右上肢擺動及右下肢踏步活動為主，每日練功三次，每次 30 ～ 60 分鐘。練功一個多月後感覺右側肢體運動功能明顯改善，較之前靈活、自如、有力，已能騎自行車到體院練功。

剖析：練功者練功時，往往是那個地方患病，就會在該處產生外動，從而自發地治療病患處，潘先生的康復如此快，是因為他持之以恆，並根據實際情況，適當增加練功時間所產生的效果。

5、乙型肝炎

湖北省京山縣公安局錢守成自述：

1983 年 12 月，我因精神不好，肝區隱痛，到醫院去檢查，結果是 HBSAg 陽性，GPT75，醫生診斷為乙型肝炎。我的精神很緊張，單位雖然批准住院治療，但我也知道不少乙型肝炎病者住院多則一年，少則 3 ～ 5 月，藥費花幾百元甚至幾千元，但療效不一定確切，所以我思想混亂，不知所措。此時，有一位同志勸我練習《自發五禽戲動功》。雖然我對梁士豐老師的《自發五禽戲動功》早有所聞，但又半信半疑，甚至錯誤認為是一種迷信，存有害怕心理，但是疾病迫使我抱著試試看的態度，和另外兩個同事一起練起五禽戲來。

其中有一位同事練功兩天就出現外動，神情又哭又笑，在地上打滾，收功後精神很好，身體很舒服。另外一位同事練功八天後，就出現 "五禽"，現已通大小周天，自覺氣力倍增。眼前事實使我增強了練功的信心，消除了我的疑慮。但我仍沒有外動現象。練功十天後，我自感腹內有內氣動，入靜時，命門、丹田、祖竅等穴位跳動。我遵照梁士豐老師的指導，不追求外動，聽其自然，即使沒有外動，也會收到靜功的效果。專心地練下去，四十天後，要求醫院給我復查乙肝，真沒想到，醫生告訴我，HBSAg 已轉陰性了。當時，我簡直不相信自己的耳朵，要求醫生重新復查一遍，醫生細心的把我原來和現在拍的片子反覆對照檢查，結果確實看不到了。以下是我檢查對照的情況：

〈項目〉	〈練功前〉	〈練功後〉
HBSAg	陽性反應	陰性反應
GPT	75	正常
超聲波	肝大 2.5	正常
三脂	×	正常

剖析：這是一個十分典型的只有內動而沒有外動的案例，其實假如只有內動，其功效往往勝過外動所產生的功效。所以練功者僅四十天就能由內氣打通經絡從而平衡了自身的陰陽，令其乙型肝炎痊癒。他一開始懷疑、不信該氣功，並認為是一種迷信，甚至害怕，這都是人之常情，但當你一旦瞭解它並勇於實踐，你的感受就會完全改觀，意想不到的效果就會隨之而來。這就是梁士豐《自發五禽戲動功》的神奇所在！

以上案例均摘自梁士豐所著之《動靜奇功》一書。

第二節　梁士洪《陰陽五行功》

《陰陽五行功》為本人所創。它是一套簡單而易學易懂的靜功。

一、開功方法：

1、練功姿勢：

（1）平坐式：在高低適當的椅子上正坐，兩腳平放觸地；上身與大腿、大腿與小腿之間均成九十度角。兩下肢相距與肩同寬，平行向前。

（2）仰臥式：自然仰臥。

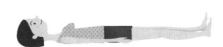

2、開功方法：

擺好姿勢後，雙手放在兩大腿上並置於小腹前中央處，兩目輕閉，意想天地宇宙之氣貫注於全身。

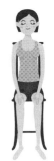

二、練功方法：

1、金功

練功者面向東方，以西方金為靠山。

男把右手無名指放置於左手掌的勞宮穴上，然後左手五指並攏輕握右手無名指，想像宇宙之氣進入無名指，心裡默念數九下，每數一下時要輕按壓一下無名指。心裡默念口訣：「我右手無名指之金氣進入左手之勞宮穴，金氣隨之通調全身。」此時想像自身感覺與口訣的意景相同，並把這種感覺貫注於整個練功過程之中。

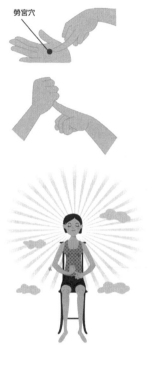

勞宮穴

女把左手無名指放置於右手掌的勞宮穴上，然後右手五指並攏輕握左手無名指，想像宇宙之氣進入無名指，心裡默念數四下，每數一下時要輕按壓一下無名指。心裡默念口訣：「我左手無名指之金氣進入右手之勞宮穴，金氣隨之通調全身。」此時想像自身感覺與口訣的意景相同，並把這種感覺貫注於整個練功過程之中。

想像金氣可形像地想像金鍊之類的實物，其氣為白色。

2、水功

練功者面向南方，以北方水為靠山。

男把右手小指放置於左手掌的勞宮穴上，然後左手五指並攏輕握左手小指，想像宇宙之氣進入小指，心裡默念數一下，數一下時要輕按壓一下小指。心裡默念口訣：「我右手小指之水氣進入左手之勞宮穴，水氣隨之通調全身。」此時想像自身感覺與口訣的意景相同，並把這種感覺貫注於整個練功過程之中。

女把左手小指放置於右手掌的勞宮穴上，然後右手五指並攏輕握左手小指，想像宇宙之氣進入小指，心裡默念數六下，每數一下時要輕按壓一下小指。心裡默念口訣：「我左手小指之水氣進入右手之勞宮穴，水氣隨之通調全身。」此時想像自身感覺與口訣的意景相同，並把這種感覺貫注於整個練功過程之中。

想像水氣可形象地想像水流之類的實物，其氣為黑色或藍色。

3、木功

練功者面向西方，以東方木為靠山。

男把右手食指放置於左手掌的勞宮穴上，然後左手五指並攏輕握右手食指，想像宇宙之氣進入食指，心裡默念數三下，每數一下時要輕按壓一下食指。心裡默念口訣：「我右手食指之木氣進入左手之勞宮穴，木氣隨之通調全身。」此時想像自身感覺與口訣的意景相同，並把這種感覺貫注於整個練功過程之中。

女把左手食指放置於右手掌的勞宮穴上，然後右手五指並攏輕握左手食指，想像宇宙之氣進入食指，心裡默念數八下，每數一下時要輕按壓一下食指。心裡默念口訣：「我左手食指之木氣進入右手之勞宮穴，木氣隨之通調全身。」此時想像自身感覺與口訣的意景相同，並把這種感覺貫注於整個練功過程之中。

想像木氣可形象地想像草木之類的實物，其氣為綠色。

4、火功

練功者面向北方，以南方火為靠山。

男把右手中指放置於左手掌的勞宮穴上，然後左手五指並攏輕握右手中指，想像宇宙之氣進入中指，心裡默念數七下，每數一下時要輕按壓一下中指。心裡默念口訣：「我右手中指之火氣進入左手之勞宮穴，火氣隨之通調全身。」此時想像自身感覺與口訣的意景相同，並把這種感覺貫注於整個練功過程之中。

女把左手中指放置於右手掌的勞宮穴上，然後右手五指並攏輕握左手中指，想像宇宙之氣進入中指，心裡默念數兩下，每數一下時要輕按壓一下中指。心裡默念口訣：「我左手中指之火氣進入右手之勞宮穴，火氣隨之通調全身。」此時想像自身感覺與口訣的意景相同，並把這種感覺貫注於整個練功過程之中。

想像火氣可形象地想像火焰之類的實物，其氣為紅色。

5、土功

練功者位於練功處之中央，以中央土覆蓋全身。

　　男把右手拇指放置於左手掌的勞宮穴上，然後左手五指並攏輕握右手拇指，想像宇宙之氣進入拇指，心裡默念數五下，每數一下時要輕按壓一下拇指。心裡默念口訣：「我右手拇指之土氣進入左手之勞宮穴，土氣隨之通調全身。」此時想像自身感覺與口訣的意景相同，並把這種感覺貫注於整個練功過程之中。

　　女把左手拇指放置於右手掌的勞宮穴上，然後右手五指並攏輕握左手拇指，想像宇宙之氣進入拇指，心裡默念數十下，每數一下時要輕按壓一下拇指。心裡默念口訣：「我左手拇指之土氣進入右手之勞宮穴，土氣隨之通調全身。」此時想像自身感覺與口訣的意景相同，並把這種感覺貫注於整個練功過程之中。

　　想像土氣可形像地想像泥土之類的實物，其氣為黃色。

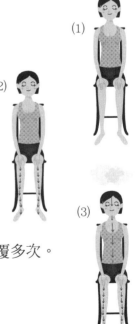

(1)

(2)

(3)

三、收功方法：

　　1、把雙掌掌心分別貼在雙大腿上。五指向前方。

　　2、想像氣從五指經雙大腿過雙膝慢慢降到腳底，如此反覆多次。

　　3、想像氣從頭頂慢慢降到腳底，如此反覆多次。

4、然後搓熱兩手掌手背。

5、最後以兩手掌擦面，由鼻梁部向兩邊過雙眉眼至雙耳部六十四次。

四、《陰陽五行功》的理論依據：

陰陽五行是宇宙的普遍規律，是玄學的核心理論。萬事萬物乃陰陽之化身，萬事萬物乃五行之體現。人體的五指也不例外，同樣有陰陽五行所屬。無名指屬金，尾指屬水，食指屬木，中指屬火，拇指屬土。土居中而隔四方，五指中只有拇指可與其餘四指自如地接觸，合指一算全靠拇指去進行，所以拇指屬土是理所當然的。

當把手掌四指並攏朝天伸直，並把拇指置於四指之中，即把拇指放在中指與無名指之間時，其排列依次是：食指、中指、拇指、無名指、小指，其五行排列依次是：木、火、土、金、水。既然拇指屬土，則拇指兩旁的中指與無名指，必有一指五行屬火，因為火生土，其中指之火生拇指之土。那麼，究竟是中指屬火還是無名指屬火？

我們知道，五行中那種五行可以衝天而處於高位？是火，心屬火為君，君之位乃最高之位。中指是處五指最高之位，屬火的心包經直達中指而止於中衝穴，衝者乃衝天之謂也，所以中指屬火乃當之無愧。尾指處五指之最低位，五行中誰處最低位？水也！水往低處流。所以尾指屬水無可非議！那麼，中指屬火，火生拇指之土，拇指屬土，便順理成章地生無名指之金，無名指屬金，也就生尾指之水，尾指之水自然就能生食指之木，食指之木當然更能生中指之火了，所以，五指之五行所屬便由此而定，這是因為它如實反映了它們的五行信息。

無名指五行屬金，由無名指發出之氣為金氣，金氣入體可旺金場，缺金者得益。尾指五行屬水，由尾指發出之氣為水氣，水氣入體可旺水場，缺水者得益。食指五行屬木，由食指發出之氣為木氣，木氣入體可旺木場，缺木者得益。中指五行屬火，由中指發出之氣為火氣，火氣入體可旺火場，缺火者得益。拇指五行屬土，由拇指發出之氣為土氣，土氣入體可旺土場，缺土者得益。

男為陽，左為陽。當男性練功時，以左手接收右指五行之氣，令五行之氣進入陽體，以利男性；女為陰，右為陰。當女性練功時，以右手接收左指五行之氣，令五行之氣進入陰體，以利女性，這就是陰陽有別。數數時，男數單數，女數雙數，這是因為單數為陽、雙數為陰，這就是陰陽有別。

面向東方者背靠西方，有西方金做靠山則金氣強勁。面向南方

者背靠北方，有北方水做靠山則水氣強勁。面向西方者背靠東方，
有東方木做靠山則木氣強勁。面向北方者背靠南方，有南方火做靠
山則火氣強勁。位於中央者身處中央，有中央土覆蓋全身則土氣強
勁。

五、練功注意事項：

1.《陰陽五行功》必須有明師指導方可學練，避免出現氣功偏
差及走火入魔現象。所謂明師，是對氣功能有較深的認識及理解，
並能以氣功理論指導實踐者。當然，這個明師，可以是別人，也可
以是你自己。

2.練功整個過程只是一個想像的過程而已，而這種想像似有似
無，不必過於執著。

3.練功時如產生氣感太強或氣上頭或心慌等情況時，可停止練
功意念，即把氣從頭降至腳底，就是想像熱脹痺麻任何一種感覺從
頭降到腳底，如此反覆多次，待上述情況消除後才繼續練功。

4.順其自然，這是練功的總原則。千萬不要追求所謂氣感。

第十三章

綜合療法

第一節　綜合療法

　　所謂綜合療法就是同時使用多種治療方法去醫治一種病。對於癌症而言，就是同時採用本書所介紹的各種療法中的兩種或三種或多種去治療癌症。

　　比如，採用中西醫綜合療法，就是在西醫採用化學療法時，同時給病人開中藥進行調理，因為化療在殺死癌細胞的同時，也會殺死人體正常細胞，用中醫的觀點來說，化療是屬於中醫所謂的以毒攻毒，在此過程中，可以驅除身體的邪氣，但也大傷人體的元氣，所以化療後的病人，身體極度虛弱，用中藥調理，可補其正氣，令病者盡快恢復元氣。

第二節　典型病例

一、血癌

周××，女，香港居民。

她 1984 年 3 月患血癌，並在香港 ×× 醫院接受了化療。化療後頭髮掉落，身體十分虛弱。經其親戚介紹於 6 月來深圳找筆者學練梁士豐《自發五禽戲動功》。我對她採用外氣開穴，先打通其經絡，令其立即得氣，不到十分鐘，她便出現五禽動作，但動作不是相生而出，同時，她練功時身體覺得很冷。這是一種內氣動的表現，而冷的感覺，是因為體內正氣運轉時把邪氣推出體外之故，她第一次練功便出現五禽外動和冷感覺的內動，說明她是屬於經絡極端敏感型，她第二天來練功時，我再對她發氣，她除了有第一天練功時的感應外，還出現拍打點穴動作，自此之後，她每天堅持練功，練功一年，於 1985 年 7 月經香港 ×× 醫院檢查，證實血癌消失。

二、耳道癌

林 ××，男，70 歲，華裔澳洲人，農場主人。1987 年 6 月患

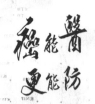

有鼻咽癌，做過放射療法，1988年1月癌細胞轉移致耳道，因此進行化療，但化療後身體極度虛弱，又因鼻咽部病灶影響，不能進食固體食物，只能進食流質食物，如牛奶、粥湯等。1988年1月中他兒子到悉尼市請我出診到他的農莊，向他傳授《自發五禽戲動功》。證見病者身體瘦弱，面色蒼白，因身體疲憊，只能臥床聽我講課，練功時，我讓他坐在一方凳上，替他開穴發氣，數分鐘後，他的手便徐徐上舉，接著便激烈地拍打頭部，並站立起來走動及蹦跳，再俯身倒地，在地上翻滾，練功半小時，全身大汗淋漓。收功後精神大振，與練功前判若兩人，他的兒子目睹父親的練功全過程，感到十分驚訝，他對我說：「如果不是親眼看到你教我父親練功，我是絕對不會相信天下竟然有如此神奇的氣功，我父親連下床走路都不行，但練功時他居然能走能跳，他已經好久沒吃飯了，卻有這麼大的力去拍打頭部，練了半個鐘頭都不覺得累，真是不可思議！」

林先生是屬經絡極端敏感型，他練功一個月後，從不能行走變成可下地做少許農活，從只能吃流質食物變成可吃一碗軟飯，身體狀況判若兩人。是年春節，他來電筆者，請我年初二到他家參加過年派對，我到達小鎮車站時，竟然是他親自駕車來接我，經過一個多鐘頭才抵達目的地，而他並無倦意。當我於年底離開澳洲之前，得知他的病情已大大改善。

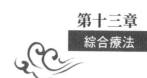

三、卵巢癌淋巴轉移

黃××，女，華裔加拿大人，住溫哥華。

1991 年患有卵巢癌，做過手術療法，1992 年癌細胞淋巴轉移，並進行化療，但效果甚微。她的先生來我診所告知，西醫認為她僅能維持一個星期，因為下肢水腫並已腹水，癌細胞全身淋巴擴散，患者疼痛萬分，需常服嗎啡止痛，但近日連嗎啡也不能止痛，便請我到她府上出診。證見患者臥床，水腫至腹，體瘦氣弱，脈沉細乏力，舌苔降白，齒印痕深，指甲印全無，此為大寒之症，腎陽虛水腫。我採用孫秉嚴大腸攻下法，治以溫腎扶陽，破淤攻下，消水化毒。方劑如下：

黃耆 4 錢	紅參 4 錢	白朮 4 錢	仙鶴草 9 錢
川斷 4 錢	制附子 4 錢	乾薑 9 錢	山藥 4 錢
牛膝 4 錢	茯苓 4 錢	澤瀉 4 錢	豬苓 4 錢
二丑 9 錢	檳榔 9 錢	川軍 4 錢	番瀉葉 4 錢
熟地 4 錢	莪朮 4 錢	三棱 4 錢	

方中黃耆有補氣升陽和利水消腫之功效，既可補腎之陽氣又能消除腹水之腫，對於陽虛水腫之症是一味要藥。紅參則補陽氣以助腎陽。再及時教授《自發五禽戲動功》，因患者病甚重，只能臥床聽課，而我更僅用了十五分鐘，簡略講述本功特點，便讓她臥床練功，並為她開穴發氣，接著，通過引氣，她的手立即產生外動，不

到一分鐘，氣推動她的手激烈拍打腰腹部及大腿，半個鐘頭動作不變，她的先生見狀更是目瞪口呆，難以置信。對於一個垂危病人能有如此力氣，如果不是親眼目睹是不會相信的。由於她是經絡極端敏感型，因此內氣即時推動她的手產生激烈動作，而整個過程是一個不甚耗氣的過程，所以並不會產生十分喘氣的現象，而且也不會覺得很累。這就是為什麼她能做出這些動作的重要原因。同時每天上門為其針灸，取穴為掌骨側之腎穴、下腹穴，足部商丘穴、足三里等。

綜合治療約兩個月，從不能下床，到能下床走路，到能行動自如；從吃嗎啡也不能止痛，到不用吃任何止痛藥，到疼痛全消；從不能吃飯到能吃能喝，胃口大增。腹水及腳腫全消。從精神疲憊到精神大大改善。

此病例只做不到兩個月的治療，或許有其原因，可能是病之危險期已過，也可能是經濟上的原因。但在經過一年之後，友人告知，患者仍堅持每天練功。就是說，西醫判一週也過不了的症，經綜合療法後，可增加幾十倍的壽命！而且，更重要的是生活品質的提升，這包括不受痛苦的折磨以及人的精神氣力及飲食方面的改善。

四、子宮瘤

徐 ××，女，溫哥華臺灣移民。

1995 年 9 月年經溫哥華 ×× 醫院檢查證實患有子宮瘤，9 月 14 日來筆者診所看病。患者自訴筋骨無力，腰酸腿麻，肩頸頭痛，極易疲勞，胸口悶痛，頭暈目眩，手腳冰冷，煩燥易怒，畏寒自汗，記憶力及注意力減退，極易得風寒感冒等，她說受不了疾病給她帶來的痛苦折磨。證見患者面色晦暗，舌胖苔白，指甲印全無，脈沉遲，體虛胖。病症屬寒淤毒結。

我採用氣功、中藥、針灸綜合療法為她治療。首先教她學練《自發五禽戲動功》，她練功時只有輕微外動及少許內動，即感到體內有少許熱的感覺，有時會出現嘔吐現象。練功中出現嘔吐，是體內正氣把邪氣排出體外的好現象，是屬於內動的一種。她是屬於既有外動也有內動的中等經絡敏感型，此功法將會對她的病有較好的療效。

每日給她針灸，選用的穴位計有：子宮、橫骨、曲骨、三陰交、商丘、掌骨側的肝穴、下腹穴、頭穴等。

中藥則採用大腸攻下法，驅毒散結，破淤攻下。選用的中藥有：制附子、乾薑、吳萸、半枝蓮、牡蠣、香附、柴胡、白芍、當歸、川芎、木香、陳皮、三七、川軍、元明粉、莪朮、三棱等。這些中藥均是已經研磨成粉末的生藥，我根據她的症狀每隔幾日論症配藥，但川軍及元明粉做為攻下藥之主藥，則是每天不變。

　　她服藥後，平均每天有四次左右的大便，最多一日則有八次。有可能你會認為，她如此虛弱，怎麼能承受如此之多的下瀉呢？不是越瀉越虛嗎？

　　我的診斷是，她筋骨無力，極易疲勞，面色晦暗，脈沉遲，體虛胖，的確是一派虛象。但她的虛是因體內邪氣太盛而致虛，是正氣被邪氣壓倒而致虛，並不是體內正氣全無或正氣不足的虛，所以不能用中醫"虛則補之"的法則，相反地，邪氣太盛就是實證的表現，因此，必須用"實則瀉之"的法則，就是瀉掉邪實之氣，當邪實之氣被瀉掉之後，正氣便能昂首抬頭。事實正是如此，一個月後，面色轉為紅潤，體重減了約十磅，頭痛消失，氣力增強，畏寒減少。她告訴我，有一朋友沒見她幾個月，昨日見到她，大吃一驚，說她年輕了好幾歲。說明她的氣色好轉已達到"面目全非"的地步。

　　她堅持每天練功、針灸、服我為她研製的中藥粉，至 11 月 25 日經溫哥華 ×× 醫院檢查證實子宮瘤消失，後回臺北，又經臺北 ×× 醫院檢查再次證實子宮瘤消失。從臺北回溫哥華後，送了一面似乎有點誇張的匾給我，以表示她得到康復的謝意。

第十四章

防癌要訣

第一節　防癌要訣

防癌要訣有十六字真言：以金降土，以悲代恐，平衡陰陽，泰然處之。

1、**以金降土**：癌症的能量信息場屬土，你必須為自己打造一個金場，有金剛護身才能降服癌魔。

2、**以悲代恐**：受到驚嚇，或心理上對癌有恐懼感，必須以悲代恐，適度悲哭，不要男兒有淚不輕彈，恐則土強，須以悲金泄之。

3、**平衡陰陽**：世間萬物的生存發展，都是陰陽轉換的結果，陽極必陰，陰極必陽；盛極必衰，衰極必盛。唯有陰陽平衡，才能令事物穩定發展，人體也一樣，只有保持人體的陰陽平衡，人體才能保持健康，所以注意自身的起居飲食，進行自我保養，而其中行之有效的就是氣功鍛鍊，這是平衡陰陽的最好方法。

4、**泰然處之**：應該把癌症看成，它只不過是一種慢性病而已，給自己一個良性信息，這就是癌能醫，也能癒。既來之，則安之；任憑風浪起，穩坐釣魚台。這就是防癌抗癌的要訣。

第二節　防癌方法

　　防癌方法是實施防癌要訣的具體辦法。根據本書之理論，綜合而言之，便衍生出以下的防癌方法。

一、去火避土

　　所謂去火避土，就是遠離火場，避開土場，具體方法如下：

　　1、避免過度曝曬，不可避免者，可擦些防曬油以保護皮膚。

　　2、不吃燒焦的食物，少吃燒烤的食物。

　　3、不吃醃魚醃肉，特別是不要吃黴香鹹魚。

　　4、不吸煙。

　　5、不吃煙醺的食物，如煙肉煙魚等。

　　6、飲食要節制，不要用三個口吃。

　　7、少上夜班，如要上夜班者，按本書等十一章滅火弱土所述之法而行之。

　　8、不要通宵打麻將，不要太晚睡覺。

　　9、不要用三個口說話，也不要用三個口唱歌。

二、立金平土

所謂立金平土，就是要為自己建立一個金場，以求平衡土場，具體方法如下：

1、按第十一章所述之法而行之，便可為自己建立一個金場。

2、每日練《陰陽五行功》的金功或《自發五禽戲動功》。練金功可強金，練自發五禽戲動功若出虎形，便可強金。而思為土志，過思傷脾，練氣功的過程是戒思慮的過程，除了可望達到氣功所說的"戒思慮神全，戒言語氣全，戒色慾精全。神圓不思寐，氣圓不思食，精圓不思慾"境界外，更重要一點就是令五行過盛之土得到陰陽平秘，變為不過盛的正常之土，癌土因之而消散。這就是為什麼有人透過練氣功而能夠戰勝癌魔的重要原因。

三、服食抗癌食品

直接服食靈芝、巴西蘑菇、冬蟲夏草、列摺蕈等天然植物。

四、吃抗癌蔬菜

根據人民網《環球時報生命週刊》報導，國家蔬菜工程技術研究中心宋曙輝的《抗癌蔬菜排行榜》的文章稱：

「日本國立癌症預防研究所經過大量的研究和實驗，篩選出 20

種對癌症有顯著抑制作用的蔬菜，排在第一位的是熟紅薯。其次，還有蘆筍、捲心菜、甜椒、胡蘿蔔等。

抗癌蔬菜的排行榜：（括弧中為對癌症抑制作用的百分比）

1. 熟紅薯（98.7％）2. 生紅薯（94.4％）3. 蘆筍（93.7％）4. 花椰菜（92.8％）5. 捲心菜（91.4％）6. 菜花（90.8％）7. 西芹（83.7％）8. 茄子皮（74％）9. 甜椒（55.5％）10. 胡蘿蔔（46.5％）11. 金花菜（37.6％）12. 薺菜（35.4％）13. 苤藍（34.7％）14. 芥菜（32.4％）15. 雪裡紅（29.8％）16. 番茄（29.8％）17. 大蔥（16.3％）18. 大蒜（15.5％）19. 黃瓜（14.3％）20. 大白菜（7.4％）

每天至少要吃一斤上述蔬菜中的一種或多種。

五、服食維生素 D

每日服食 500 或 1000 國際單位的維生素 D。

六、打造鹼性體質

1、鹼性的玄機

有關科學醫學研究指出，人體有酸性體質與鹼性體質之分，健康人的血液呈弱鹼性，約是 PH7.35 ～ 7.45 左右，病患者的血液多呈酸性；而酸性體質者極易患病，鹼性體質者則不易得病。還有研究發現，85％的癌症病患者的體質是酸性體質，嬰兒的體質是弱鹼性體質，出家的僧尼是優質的鹼性體質，嬰兒及僧尼幾乎不患癌症；同時，有的癌症患者通過吃鹼性食物，癌腫消失而痊癒。因此，科學醫學研究得出結論：要想身體健康，就必須打造一個鹼性體質；要想預防癌症，就必須要多吃鹼性食物，令自己的體質成為鹼性體質。

從玄學的五行信息去剖析：鹼屬金，酸屬木。鹼性體質是金身，可泄癌土；酸性體質是木身，可固癌土。這就是為什麼鹼性能抗癌醫癌，而酸性則令癌揮之不去的玄機。

2、**常見的酸鹼性食物**（以下資料摘自西崎弘太郎博士的測定報告）

（1）**強酸性食品**：動物內臟、蛋黃、魷魚、小魚乾、烏魚子、柴魚、威士忌酒、燕麥、胚芽米、米糠、乳酪等。

（2）**中酸性食品**：白糖、火腿、培根、雞肉、牡蠣、乾貝、蛤蜊、鮭魚、豬肉、鰻魚、牛肉、喬麥、小麥、麵包、奶油等。

（3）**弱酸性食品**：白米、落花生、啤酒、酒、海苔、文蛤、油炸豆腐、章魚、蝦子、鮑魚、大麥、蘆筍、泥鰍、米酒、麵粉等。

（4）**弱鹼性食品**：烏醋、小黃瓜、茄子、蓮藕、蓮子、地瓜、竹筍、蘿蔔、蘋果、甘藍菜、洋蔥、馬鈴薯、咖啡、蘋果、牛奶、豆漿、西瓜、梨子、柿子、豆腐等。

（5）**中鹼性食品**：高麗菜、菠菜、蘿蔔乾、栗子、紅蘿蔔、萵苣、香蕉、橘子、南瓜、草莓、酸梅、梅乾、檸檬、山藥、牛蒡、大白菜、木耳、紅豆、芋頭、川七葉、蛋白、百合等。

（6）**強鹼性食品**：茶葉、番茄、珊瑚藻、海帶、大豆、香菇、蒟蒻、葡萄、泡薑、花椰菜、葡萄酒、海帶芽等。

3、部分食品的鹼度：

裙帶菜 260.8、蒟蒻粉 56.2、海帶 40.0、紅薑 21.1、香菇 17.5、菠菜 15.6、撮菜 10.6、大豆 10.2、香蕉 8.8、栗子 8.3、芋 7.7、萵苣 7.2、紅豆 7.3、紅蘿蔔 6.4、松茸 6.4、百合 6.2、草莓 5.6、馬鈴薯 5.4、牛蒡 5.1、黃蘿蔔 5.0、高麗菜 4.9、蘿蔔 4.6、南瓜 4.4、竹筍 4.3、地瓜 4.3、蕪菁 4.2、小芋 4.1、蓮藕 3.8、橘子 3.6、蘋果 3.4、蛋白 3.2、柿 2.7、梨 2.6、葡萄 2.3、大黃瓜 2.2、西瓜 2.1、咖啡 1.9、茄子 1.9、洋蔥 1.7、茶 1.6、豌豆夾 1.1、豆腐 0.1 。

4、打造鹼性體質

要打造鹼性體質，首選裙帶菜，這是因為裙帶菜的鹼度不但居所有食品之首，而且竟然高達 260.8。裙帶菜在中醫藥典裡被列入昆布類，它藥性雖寒，但具有化痰、軟堅、散結、利尿、消腫的功效。在人們食用的三大海藻（裙帶菜、海帶、紫菜）中，裙帶菜被稱為海藻之王，並被譽為健康菜、聰明菜、美容菜。

　　它的確是名副其實！這是因為，它的含鈣量是"補鈣能手"牛奶的 10 倍，它的含鋅量是"補鋅之王"牛肉的 3 倍。1 斤裙帶菜含蛋白質量等於 1.5 個海參，1 斤裙帶菜含維生素 C 量等於 1.5 斤胡蘿蔔，1 斤裙帶菜含鐵量等於 21 斤菠菜。它的含碘量也比海帶多，是礦物質和微量元素的天然寶庫，含有十幾種人體必需的氨基酸、鈣、葉酸、碘、鋅、硒和維生素 A、B、C 等礦物質以及粗纖維等微量元素，對兒童的智力和骨骼發育十分有益。由於它具有熱量低而營養高的特點，容易達到保護皮膚、延緩衰老以及清理腸道、減肥的功效，所以特別得到女性的寵愛。日本之所以成為世界公認的長壽國，其中主要原因之一，就是日本人把裙帶菜當作餐桌上常吃的菜肴。

　　你如果想把自己打造成鹼性體質，就應少吃酸性食物，並且要多吃鹼性食物。你可選擇上述你喜愛的鹼性食物，每天調整進食，進食時要根據自己的體質而分配。例如，寒性體質者，選溫熱性的鹼性食品；熱性體質者，選寒涼性的鹼性食品。因為裙帶菜屬寒性食品，所以寒性體質者食之，則必須同時進食溫熱性的鹼性食品或抗癌蔬菜，如蒟蒻、紅薑、栗子、紅豆、生薑、山藥、南瓜、紅蘿蔔、熟蓮藕、洋蔥、咖啡、烏醋、大蔥、大蒜、甜椒、雪裡紅等。

七、腎水療法

1、腎水療法的中醫論據

何為腎水？中醫認為，腎五行屬水，所以當有人的病是因腎虛而引起的話，中醫師往往會說：「你腎水不足！」然而，腎水療法的腎水，並非是中醫所謂的腎水，它只是可以令尿能登堂入室的雅稱而已。在本書上篇《黃帝內經》論臟的腎主骨這一章節中，我闡述了西醫關於腎臟所具有功能，就是能把血變為水液而儲存於腎臟，所以在腎裡由血所變的水液也可以稱為腎水，而腎水經膀胱排出體外之液體，就是我們所說的尿。

就信息而言，腎水應該包括腎內之液體，排出之尿液，以及用尿液加工而成且具有腎水信息的人中白、秋石、秋冰等。

腎水療法又稱為尿療法，在中醫藥經典中的記述，包括採用人尿、人中白、秋石、秋冰等進行單味入藥，或配以其他中藥入藥，用以治療各種疾病。早在兩千年前，《黃帝內經》稱人尿為溲，漢魏時期的陶弘景編輯的《名醫別錄》稱之為人溺，並以童便治寒熱頭痛，東漢張仲景的白通湯採用童便，這便證明腎水療法的歷史與中醫藥同步。

明朝名醫李時珍在他所著的《本草綱目》第五十二卷中，總結了歷代名醫及中醫藥經典著作的腎水療法，舉方過百，著墨竟高達六千多字，超越有藥王之稱的人參及有國老之稱的甘草，令其他中藥在它的光環下暗然失色。

《本草綱目》等中醫經典稱人尿為溲、小便、輪回酒、還元湯、回春湯、回龍湯、自家甘泉、傷科仙藥等。其性寒味鹹而無毒。入藥可以用童便或自己的尿。

《本草綱目》論述腎水的功效主治時，分別援引名醫經典做說明，如《名醫別錄》：寒熱頭痛，溫氣。童男者尤良；《蘇恭》：主久嗽上氣失聲，及癥積滿腹。《藏器》：明目益聲，潤肌膚，利大腸，推陳致新，去咳嗽肺痿，鬼氣瘈病。停久者，服之佳。恐冷，則和熱湯服；《大明》：止勞渴，潤心肺，療血悶熱狂，撲損，瘀血在內運絕，止吐血鼻衄，皮膚皸裂，難產，胎衣不下，蛇犬咬；《震亨》：滋陰降火甚速；《時珍》：殺蟲解毒，療瘧中喝。除此之外，其功效主治還有：涕唾，時發寒熱，頰赤氣急，休息痢，跌打損傷，痔瘡腫痛等。綜而言之，腎水具有滋陰降火，止血散瘀，除積消腫，清熱解毒等功效。

在醫治癌腫方面，《本草綱目》列舉《蘇恭本草》：癥積滿腹諸藥不瘥者。人溺一服一升，下血片塊，二十日即出也。《聖惠》：三十年癇一切氣塊宿冷惡病苦參二斤，童子小便一斗二升，煎取六升，和糯米及曲，如常法作酒服。但腹中子諸疾皆治。酒放二三年不壞，多做救人神效。

對於腎水療法的好處，李時珍更例舉：「常見一老婦，年逾八十，貌似四十。詢其故。常有惡病，人教服人尿，四十餘年矣，且老健無他病，而何謂之性寒不宜多服耶？凡陰虛火動，熱蒸如燎，服藥無益者，非小便不能除。」這就是說，腎水療法除了可以醫病除疾之外，還有防病保健、益壽延年的作用。

2、腎水療法的科學依據

科學研究證實，在人尿中含有能溶血的尿激酶、含有能增加自然殺手免疫細胞 NK 細胞的白酚、含有能破壞癌細胞的前列腺素、含有能防止癌擴散的 CDA-2：臺灣醫生 Ryoh（瑞歐）通過科學實驗已經證實了 CDA-2 通過作用於癌細胞的甲基部分而防止癌細胞的擴散。值得強調的是，尿中所含有的尿酸能防止超氧化自由基對人體所造成的傷害，由於有這一作用，人尿就被認為可以預防產生癌症。另外，人尿中還含有許多其他酶類、激素類、維生素，以及含有人類長壽因數的 D 因數，即松果腺素……等，這可以提高人體的抗病力及增強人體的免疫力。

科學研究認為，這種稱為 D 因數的松果腺素激素，能增強免疫系統的功能，具有防止由細菌病毒等病源所引起的各種疾病的作用。因為它可以長驅直入人體的所有細胞，是抗氧化能力最強的物質，所以它防治癌症強而有力。松果腺素能調節內分泌，令它不致紊亂，可以使人體避免甲亢、糖尿病、高血壓等病症的出現，它還具有維持血清膽固醇正常水準的作用，從而防止了動脈硬化，以及

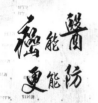

防止血脂、血粘度高等疾病的發生。此外，松果腺素還能整合鈣、鐵、鋅、鉀等微量元素，也就自然地能防止缺鐵性貧血、前列腺肥大、骨質疏鬆等疾病的發生。總而言之，它具有主管人的生老病死的能力，具有全方位的抗衰老功能，是一種具有很強的抗衰老、抗緊張、以及提高免疫力等強大作用的物質，可以有效防治人類所患的疾病，令人類健康延壽。

有專家認為，尿是血液經過腎臟過濾後形成類似血清的液體，它不但潔淨，而且含有諸如荷爾蒙、維生素、氨基酸、抗體等生物活性物質。腎水療法就是讓這些生物活性物質再度回到體內重新發揮其作用。有專家形容，癌症患者喝自尿就等於喝活的抗癌劑。

日本有一個採用腎水療法的診所，用從尿中提取的各種藥物，配合維生素 B_{17} 及維生素 C 去治療那些經手術、化療、放療後而被對抗療法醫生宣佈為不治的患者，其中有的是癌症復發而被認為只能活六個月左右的患者，治療的結果是 80％ 獲得好轉。因此，該診所把人尿美稱為 "生命之水"。

根據中國《深圳特區報》報導：「日本科研人員從健康人的尿液中，提取出一種由三種蛋白質構成的抗癌物質—增殖調節因數。實驗證明，這種物質對小白鼠癌細胞與女性宮頸癌細胞均有抑制作用。另外研究也發現，由人尿中獲取的尿液酶，能增強抗癌藥物的作用。日本已將尿液酶與某些抗癌藥物合用，使進入血管的癌細胞在血管上無法停留，從而有效地防止癌細胞的轉移和擴散，有利於藥物對癌細胞的滅殺。同時，從尿中提取的一種物質製成的藥物，可用於癌症化療和骨髓移植手術的患者，以加強治療效果。」

腎水療法在印度據說有四千年的歷史，而印度的一位婦科醫生在總結八年的尿療法臨床實踐經驗時說：「尿療法在對抗療法科學中不能治療更談不上治癒的幾種疾病，其治療效果使我大為震驚。八年裡，我用尿療結合食療治療下列疾病取得了意外的效果，包括生殖器皰疹、前列腺肥大（良性）、多發性腎結石、甲狀腺功能低下症、類風濕損傷和白帶症、慢性鼻竇炎、過敏性皮炎……等。」並認為腎水療法有其科學依據：「許多國家的研究已證實尿的營養價值，尿中含有高水準的蛋白、激素、礦物質，維生素和其他有價值的營養物質，而這些物質很容易被肌體同化而無能量的消耗。尿中含有免疫活性物質，這些物質可抗病毒和細菌感染，對像愛滋病，癌症或虛病等免疫力低下的患者，可增加其免疫能力。尿是一種很強的清潔劑而對所有有毒成份有解毒和清除作用。尿療法結合禁食或蔬果飲食療法可在幾週內大大地有助於清除這些毒物。尿中有一種抗癌活性物質，從尿中已分離出來，科學證明此物質可預防和減小癌腫。」

3、腎水療法的具體方法

（1）注射：取新鮮尿液煮沸進行無菌消毒後，注射入臀部或三角肌，整個過程必須由專業的醫護人員按衛生標準操作進行。

（2）外用：取新鮮尿液對需要治療部位進行敷、洗、擦、點滴、按摩、浸泡、搽、漱等。

（3）內服：選用童子尿或清晨起床後即取自己新鮮尿液的中間段，即去頭除尾之尿液，空腹飲服。每日一百毫升以上。

4、腎水防癌醫癌法

（1）單方療法：純尿液飲服，或尿液加溫開水混和飲服。

（2）複方療法：把尿液與所服中藥混和，然後飲服。

（3）飲服時間：腎水的飲服時間，可按以下揭示的規律去進行，當你選擇不同的方法，就意味著你所服食之腎水已按你的規定進入你所設計的時空，腎水自然能夠在你所設計的時空去發揮它為你治病強身的功力。

a、按科學揭示之時間飲服：

經實驗證實，清晨三至七點是腎水飲服的最佳時段，為什麼呢？因為科學研究揭示：人體大腦正中心的松果腺能分泌出一種激素，其分泌特點是晚上增加而白天減少，特別是到了晚上三點鐘左右便達到高峰期。另一方面，由於人體的調節作用，約每隔兩小時，這種激素就有一半隨血液循環而把人體已不需要的多餘部分排放到尿中，這就是說，每天清晨的第一泡尿中，含松果腺素最多。這就是為什麼飲服清晨腎水有較好的強身治病療效的科學機理。

b、按中醫揭示之時間飲服：

中醫認為，清晨三至七點是腎水飲服的最佳時段，為什麼呢？因為中醫經氣運行規律揭示：清晨三至七點是肺及大腸這兩個人體重要臟腑經氣走旺之時，《黃帝內經》有云：「肺為相傅之官，治節出焉」作為宰相及帝王師之肺，擔負對人體進行治理調節的重任，這時因肺經氣走旺而具有強大的治理調節能力；《黃帝內經》有云：「大腸為傳導之官，變化出焉。」大腸的作用就如把君主的旨意傳達給將相一樣，結果是因為有將相的執行，可以令人體的健康狀態得到改善而變化，這時因大腸經氣走旺而具有強盛的傳導變化活力。

根據生物全息理論，這兩個時辰的腎水，自然也具有肺及大腸的全部信息，所以，這兩個時辰的腎水，自然也具有肺的強大的治理調節能力和大腸的強盛的傳導變化活力，它對人體能有效的治理，並令其發生較好的變化。這就是為什麼飲服清晨腎水有較好的治病驅邪療效的玄機。

c、按玄學揭示之時間飲服：

玄學認為，對於癌症患者，清晨三至七點是腎水飲服的最佳時段，為什麼呢？因為五行信息揭示：在十二經氣的時空裡，早上三至五時是肺經經氣走旺之時，屬金；早上五至七時是大腸經經氣走旺之時，屬金。這兩個時辰的腎水所顯示的信息為金，是金液；服之利泄癌土。這就是為什麼在清晨三至七點飲服腎水，有較好的防癌醫癌療效的玄機。

玄學也認為，對於癌症患者，下午三至七點也是腎水飲服的最佳時段，為什麼呢？因為五行信息揭示：在十二地支的時空裡，下午三至五時是申時，屬金；下午五至七時是酉時，屬金；這兩個時辰的腎水所顯示的信息為金，是金液；服之利泄癌土。這就是為什麼在下午三至七點飲服腎水，有較好的防癌醫癌療效的玄機。

d、按十二經氣時辰飲服

心經經氣午時走旺，心有病者，可選擇午時，於上午十一至下午一時飲服。

肝經經氣丑時走旺，肝有病者，可選擇丑時，於上午一至三時飲服。

脾經經氣巳時走旺，脾有病者，可選擇巳時，於上午九至十一時飲服。

肺經經氣寅時走旺，肺有病者，可選擇寅時，於上午三至五時飲服。

腎經經氣酉時走旺，腎有病者，可選擇酉時，於下午五至七時飲服。

心包經經氣戌時走旺，心包有病者，可選擇戌時，於下午七至九時飲服。

小腸經經氣未時走旺，小腸有病者，可選擇未時，於下午一至三時飲服。

膽經經氣子時走旺，膽有病者，可選擇子時，於下午十一至上午一時飲服。

胃經經氣辰時走旺，胃有病者，可選擇辰時，於上午七至九時飲服。

大腸經經氣卯時走旺，大腸有病者，可選擇卯時，於上午五至七時飲服。

膀胱經經氣申時走旺，膀胱有病者，可選擇申時，於下午三至五時飲服。

三焦經經氣亥時走旺，三焦有病者，可選擇亥時，於下午九至十一時飲服。

e、按十二地支時辰飲服

心的五行屬火，心有病者，可選擇屬火的時辰，即巳時及午時，於上午九至十一時及上午十一至下午一時飲服。

肝的五行屬木，肝有病者，可選擇屬木的時辰，即寅時及卯時，於上午三至五時及上午五至七時飲服。

脾的五行屬土，脾有病者，可選擇屬土的時辰，即辰時及未時或戌時及丑時，於上午七至九時及下午一至三時或下午七至九時及上午一至三時飲服。

肺的五行屬金，肺有病者，可選擇屬金的時辰，即申時及酉時，於下午三至五時及下午五至七時飲服。

腎的五行屬水，腎有病者，可選擇屬水的時辰，即亥時及子時，於下午九至十一時及下午十一至上午一時飲服。

心包的五行屬火，心包有病者，可選擇屬火的時辰，即巳時及午時，於上午九至十一時及上午十一至下午一時飲服。

小腸的五行屬火，小腸有病者，可選擇屬火的時辰，即巳時及午時，於上午九至十一時及上午十一至下午一時飲服。

膽的五行屬木，膽有病者，可選擇屬木的時辰，即寅時及卯時，於上午三至五時及上午五至七時飲服。

胃的五行屬土，胃有病者，可選擇屬土的時辰，即辰時及未時或戌時及丑時，於上午七至九時及下午一至三時或下午七至九時及上午一至三時飲服。

大腸的五行屬金，大腸有病者，可選擇屬金的時辰，即申時及酉時，於下午三至五時及下午五至七時飲服。

膀胱的五行屬水，膀胱有病者，可選擇屬水的時辰，即亥時及子時，於下午九至十一時及下午十一至上午一時飲服。

三焦的五行屬火，三焦有病者，可選擇屬火的時辰，即巳時及午時，於上午九至十一時及上午十一至下午一時飲服。

（4）輸入良性信息

日本江本勝博士的水試驗證實，水有感情，水能知道。他在水試驗中拍下了不少有說服力的照片，當對水說"混蛋"時，水的結晶醜陋；當對水說「你不行」時，水不能結晶；當對水說「你很漂亮」時，水結出如美麗鮮花般的晶體。水是有靈性的，所以，腎水也有靈性。因此，在飲服之前可輸入良性信息，以增加其靈性，以強化它的功效。也就是說，對於癌症病患者，飲服之前必須對著它口中念念有詞：「您是瓊漿金液，您可鏟除我身上的癌腫，謝謝您！」

對於一般病患者，飲服之前必須對著它口中念念有詞：「您是瓊漿玉液，您是能醫百病的靈丹妙藥，您可醫好我的病痛，謝謝您！」對於非患者，飲服之前必須對著它口中念念有詞：「您是瓊漿玉液，您是能防治百病的靈丹妙藥，您可令我保持身體健康，您可令我的益壽延年，謝謝您！」你也可以直接說出你希望醫好的病，例如當你患有腰痛症，在飲服之前對著它口中念念有詞：「您是瓊漿玉液，您是能醫百病的靈丹妙藥，請您醫好我的腰痛，謝謝您！」

這種做法，與基督教、佛教、道教的祈禱、祈福、禱告沒什麼兩樣，與古醫的祝由道理相同，其本質上都是一種信息的輸送，在實踐上的確出現科學上不能解釋的奇蹟。你為了醫好自身的病就應該誠心祈求，沒必要理會別人的非議。

5、腎水療法典型案例

（1）李時珍在《本草綱目》中所舉的老婦此例，四十餘年的腎水療法不但令常有惡病的婦人變成老健無他病，而且還能青春常駐，年逾八十，貌似四十。

（2）根據相關報導稱，印度前總理德賽，每天喝一杯尿，堅持腎水療法大凡三十四年，活到九十九歲無疾而終。

（3）日本西醫中尾良一是推行腎水療法的佼佼者，作為中尾內科醫院院長的他，積極向病患推廣腎水療法，其中癌症獲得奇效者不乏其人：例如七十歲的肝癌患者經十六天的飲自尿，令似雞蛋大的肝癌黑影消失。例如濱田先生的太太經檢查證實患有乳癌、肝癌、肺癌，甚至脊髓癌36處，醫師宣告為癌症末期，壽命只剩三個月，為了生命，她在第二天排尿時即飲200cc一杯，見效甚快，第四天氣色變好，食慾增加，除三餐外還食宵夜，第五天血管造影檢查證實癌腫已消失，七天後斷層檢查確定肝已無問題，能夠在如此之短的期間內康復，這是任何治療也無法做到的，堪稱奇蹟。

而乳癌則接受開刀，第二天就可進三餐，第三天就可緩慢散步，僅三個月就能出院。例如62歲的食道癌患者，醫師宣告無法開刀，只進行放射線治療住院一個月便出院。出院後，他飲自尿每天一杯120～150cc，七天後食道已無阻礙食物的感覺，四個月後能夠在清晨五點起床去做割草勞動，而醫院給他的抗癌藥他從沒有服食，再進行檢查時癌已消失……等。

（4）友人張先生告知筆者，其妻於十九年前患有中末期乳癌，患部已潰破，手術後堅持每天飲自尿一至兩杯，至今已多年過去，不但沒有復發，而且身體很好。

6、反饋反應

當手指割破時，會很痛，但為了醫治好它，通常是立即塗上碘酒殺菌消毒，這時你會感到傷口比以前更痛。這種因治療而令疼痛更痛的現象就叫做反饋反應。它代表你的傷痛將會好轉，它代表病患部的痊癒指日可待。這是一種矯往過正的好現象，就如一根已彎曲變形的扁擔那樣，你要弄直它，你就必須用力把它往另一個方向板彎，這樣，當你鬆手時，它才會恢復原來的筆直，這就是矯往過正。在用藥治病過程中，無論是中醫或西醫，都同樣存在有部分病患出現這樣的反應。中國古人在描述這種反應時做出恰當的論述，《尚書》商書·說命上有言：「若藥不瞑眩，厥疾不瘳。」這句話的意思是，服藥如無反饋反應，頑疾就無法好轉。西醫的赫林氏學說 "Hering's theory" 對這種現象的解釋是，當物質在分解變化時，必然會出現往返相同的現象。

在腎水療法過程中，出現這種反應是一種正常現象，是一種好轉反應的現象。它的表現為，諸如出現：疲倦、患部疼痛、腸鳴泄瀉、發冷發熱、噁心嘔吐、骨肉酸痛等等。有的人只有一兩次，有的人出現多次；有的人只出現一兩天，有的人則延至數週數月不等。腎水療法的見效因人而異，數天見效、數週見效、數月見效不等。總之，持之以恆，將會令你得到意想不到的效果。

後語

　　我在本書中已經為你提供了全方位的科學與玄學的另類思維，並為你提供了一個醫癌防癌的實踐平臺。至於如何對付癌症，就全由閣下按自己的具體情況去做決定！然而，本人認為，對於早期患者，或癌腫直徑不超過三釐米時，宜採用科學西醫治癌法，進行手術切除或西醫的其他療法，與此同時，配合書中所述的其他療法，如傳統中醫治癌法、生物全息治癌法、玄學信息醫癌法、氣功療法等，較為快速痊癒。但是對於癌腫直徑已超過三釐米時，或已經是晚末期患者，假如採用傳統中醫治癌法、生物全息治癌法、玄學資訊醫癌法以及氣功療法去對付癌症，更是上乘之法！而不管採用何種療法，綜合療法更是上上乘之法！

　　如果你需要我的幫助，讓我給你診症開藥或出診到貴府，請寄信到我的電子郵箱：liang@drsliang.com 或上網：www. DrSLiang. com。 電郵時請署名**癌能醫**。

　　如果你根據我為你所設的平臺去實踐醫癌防癌而有心得或有效果時，請你署名**心得**或**有效**將其寄到我上述的電子郵箱。

如果你希望梁士豐向你親授他所創的〈自發五禽戲動功〉，請你寄信到我電子郵箱，並署名：**學氣功**。由我轉告他。

當你讀完我的這本書之後，你可能會問我：

你是怎樣界定癌字的五行所屬的呢？

你是怎樣界定漢字的五行所屬的呢？

你是怎樣界定中草藥的五行所屬的呢？

甚至你可能會問我，你能界定英文字的五行所屬嗎？

你問得好極了，請不要擔心，對於你的問題，我已經為你量身訂造了完整的答案，就請你看我即將要出版的科學與玄學叢書之二《神奇的五行》這本書吧！這本書還將前無古人地向世人揭示中草藥的五行屬性，以及英文字及外文的五行屬性。

簡介

　　梁士洪醫生一九四六年出生於一個知識分子家庭，父親畢業於廣州中山大學化學系，曾任化學工程師及中學教師，母親畢業於女子師範學校，曾任小學老師。但因父親於他二歲時英年早逝，故令他自幼體弱多病：三歲患腎炎、七歲便得胃病。為了增強體質，又因受其胞兄─〈自發五禽戲動功〉創始人─中國著名氣功大師、武術名家、著名中醫針灸師梁士豐所影響，他便自小學武術氣功及研習中醫。

　　在武術方面，他師承鷹爪派名師張展明，先後多次取得廣州市武術賽男子兒童組、少年組全能冠軍，1959 年第一屆全國青少年武術大賽刀術成績名列少年第二。他後來出任廣東省武術隊教練，培養了數名知名運動員：如全國男子南拳冠軍黃健剛，全國邀請賽女子長拳冠軍（劍術及南拳亞軍）林泉、全國女子南拳冠軍黃惠貞、全國女子南拳亞軍孫翠芳等，而著名的"南拳王"邱建國也曾經是他的學生。他於 1980 年任廣東硬氣功武術代表團教練出訪香港及泰國。一九八五年他編著了〈六合八法拳〉一書。他被聘請為廣州中山大學武術協會顧問、〈武林〉雜誌顧問等。

　　在中醫方面，其兄梁士豐（梁士豐是廣州名老中醫陳鉅昌一外號陳大劑一的入室弟子）把陳鉅昌的中醫秘方統統都傳給了他，他除自學與不斷實踐之外，還不斷地進修，以優異成績取得了廣州中醫學院、溫哥華 VCC 高級針灸師進修班等證書。先後在深圳海上世界氣功研究中心、溫哥華公元氣功針灸中心、大公中國傳統療法中心、梁士洪中醫針灸診所任中醫師、針灸師及氣功師。通過考核並被批准獲取加拿大卑詩省政府頒發的最頂級的註冊高級中醫師（Doctor of Traditional Chinese Medicine 一醫生銜頭）、針灸師的專業行醫執照。

在氣功方面，他於 1989 年被官方的廣東省氣功科學研究協會聘請為顧問，被氣功與科學雜誌社聘請為特約編輯，被廣州中山大學氣功學會聘請為顧問等等。並創立了獨特的〈陰陽五行功〉。他採用外氣教學法傳授其兄所創的〈自發五禽戲動功〉，一堂課（兩個鐘）便可畢業，令學功者收到意想不到的奇效。

在學術理論方面，他深入研究科學與玄學，探討中醫在這兩者之間的學術理論關係，提出了前無古人的觀點，並運用科學與玄學的理論剖析癌症，編著了〈癌能醫更能防〉一書。

梁醫生行醫及教功授武至今已達四十多年，採用中醫針灸及氣功綜合療法，治癒不少頑症及疑難雜症。例如：有的癌末患者經綜合治療後而轉危為安，有的則不需動手術而腫瘤消失；在治療不孕不育症方面，更是成效顯著，有位先生被西醫診斷為無精症，但經綜合治療後，竟然只做了一個療程，便使妻子成功懷孕；有位四十

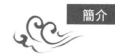

歲的女士，曾服中藥及做針灸一年多，仍舊沒有好消息，夫婦倆同心協力經三個療程及持續服藥一個月後，成功得孕，並於 41 歲喜獲麟兒；在治療久咳方面，一位咳了二十年的患者，經七個療程後完全康復；在治療痛痺症方面，更是他的強項，通常只需一個療程便能見效，治癒率高達 90%。

國家圖書館出版品預行編目資料

> 癌能醫更能防 / 梁士洪作. --初版. --
> 臺北縣中和市：大樹林, 2009, 10
>
> 面；公分. --（科學與玄學；01）
>
> ISBN 978-957-0403-81-7（平裝）
>
> 1. 癌症　2. 中西醫整合
>
> 417.8　　　　　　　　　98007503

系列：科學與玄學 01
書名 / 癌能醫更能防
作者 / 梁士洪
出版者 / 大樹林出版社
地址 / 台北縣中和市中山路二段530號6樓之一
電話 /（02）2222-7270 · 傳真 /（02）2222-1270
網站 / www.guidebook.com.tw
E-mail / notime.chung@msa.hinet.net
■發行人 / 彭文富
■編輯 / 林巧玲
■封面 · 美編設計 / 奇藝果創意設計
■插圖 / 黃雅琪
■劃撥帳號：18746459■戶名：大樹林出版社
■總經銷 / 知遠文化事業有限公司
■地址：台北縣深坑鄉北深路三段155巷23號7樓
電話：（02）2664-8800 · 傳真：（02）2664-0490
法律顧問 / 盧錦芬　律師
初版 / 2009年11月
行政院新聞局局版台省業字第618號
本書如有缺頁、破損、裝訂錯誤，請寄回本公司更換

ISBN：978-957-0403-81-7
定價 / 280元
Printed in Taiwan

※感謝孫麗瀛醫師授權由孫秉嚴醫師所著的《癌症的治療和預防》部分案例於書中分享讀者
　感謝梁士豐大師讓讀者分享他所著的《動靜奇功》一書中的〈自發五禽戲動功〉的部分功法與案例。